Probleme der ausgedehnten Dünndarmresektion im Kindesalter (Kurzdarmsyndrom)

Kinderchirurgisches Symposium
Obergurgl, 24. und 25. Januar 1974

Veranstaltet von der
Österreichischen Gesellschaft für Kinderchirurgie

Herausgegeben von
Univ.-Prof. Dr. Andreas Flach und
Univ.-Doz. Dr. Peter Wurnig

Pädiatrie und Pädologie
Supplementum 3

Springer–Verlag
Wien New York 1975

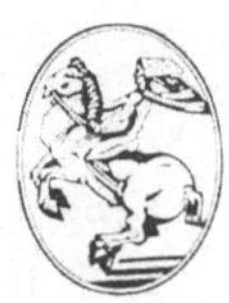

Prof. Dr. ANDREAS FLACH, Vorstand der Abteilung für Kinderchirurgie, Chirurgische
Klinik und Poliklinik der Universität Tübingen, Bundesrepublik Deutschland; und
Prim. Univ.-Doz. Dr. PETER WURNIG, Chirurgische Abteilung des Mautner Markhof'schen
Kinderspitals, Wien, Österreich.

Mit 23 Abbildungen

ISBN-13:978-3-211-81298-3   e-ISBN-13:978-3-7091-8402-8
DOI: 10.1007/978-3-7091-8402-8

Inhaltsverzeichnis

Einführung in die Problematik   1

FLACH, A., und R. BÄHR: Probleme der ausgedehnten Dünndarmresektion im Neugeborenen- und Säuglingsalter. (Mit 4 Abbildungen) / Problems of Extensive Resection of the Small Intestine in Neonates and Infants 3

LOTHALLER, H.: Funktion und Resorption im Bereich des Dünndarmes im Hinblick auf ausgedehnte Resektionen. (Mit 1 Abbildung) / Function and Absorption in the Small-Intestine Region in View of Extensive Resections 13

FÖRSTER, C.: Histologische Befunde nach experimentellen Dünndarmresektionen. (Mit 4 Abbildungen) / Histological Findings after Experimental Resections of the Small Intestine 23

NOLLERT, R.: Ausgedehnte Dünndarmresektionen (Fallbericht) / Extensive Resection of the Small Intestine (Case Report) 29

FLACH, A., R. BÄHR und K. H. NISSEN: Die subtotale Dünndarmresektion beim Neugeborenen und Säugling. Ergebnis einer Rundfrage / Subtotal Resection of the Small Intestine in Neonates and Infants. Result of an Inquiry 33

RICKHAM, P. P.: Klinische Ergebnisse ausgedehnter Darmresektionen beim Neugeborenen / Clinical Results of Extensive Gut Resections in Neonates . . . 41

HOFMANN, S.: Operative Methoden zur Adaptation gestörter Resorption bei ausgedehnten Dünndarmresektionen im Kindesalter / Surgical Methods for Adaptation of Inpaired Absorption in Cases of Extensive Small Intestine in Childhood 47

STAHLSCHMIDT, M.: Histologische Befunde nach experimenteller Einpflanzung eines antiperistaltischen Segmentes im Dünndarm. (Mit 4 Abbildungen) / Histological Findings after Experimental Implantation of an Antiperistaltic Segment in the Small Intestine 54

STAUFFER, U. G.: Der gegenwärtige Stand der Dünndarmtransplantation / The Present Situation Regarding Transplantation of the Small Intestine . . . 59

SCHULTIS, K.: Diätetische Adaptation durch aufgeschlossene Nahrung — parenterale Ernährung, chemisch-definierte Diät, Formuladiät. (Mit 10 Abbildungen) / Dietetic Adaption with Semi-Digested Food — Parenteral Nutrition, Chemically Defined Diet, Formula Diet 70

Zusammenfassung der Diskussion 85

Einführung in die Problematik

Die moderne medizinische Technik hat die Möglichkeit, auch komplizierte Organfunktionen vorübergehend oder dauernd zu ersetzen (Herz-Lungenmaschine, Herztransplantation oder Nierendialyse).

Weit weniger bekannt, aber nicht unbedeutender, sind die Probleme beim ausgedehnten Ausfall des Darmes. Allein durch das Ausmaß des Darmverlustes war früher das Schicksal des Patienten entschieden. Heute ist man durch die Technik der vollständigen parenteralen Ernährung in der Lage, das Überleben des Patienten zunächst sicher zu gewährleisten. Dies gilt sogar für das Neugeborenen- und Säuglingsalter, trotz des besonders hohen Kalorienbedarfes dieser Fälle, wie das Symposium 1972 über parenterale Ersatztherapie gezeigt hat. Nach Wochen oder Monaten ergeben sich jedoch unausweichlich Schwierigkeiten, wenn für die parenterale Kalorienzufuhr keine Venen mehr brauchbar sind oder der Übergang auf die orale Ernährung erreicht werden soll, die schließlich ein Grundelement des persönlichen Wohlbefindens jedes Menschen ist.

Nur wenige verfügen heute über größere und langjährige Erfahrung in der Behandlung von Kindern mit zu kurzem Darm. Viele Fälle sind einzeln verstreut und müssen von Kollegen behandelt werden, die nur auf wenige Literaturangaben zurückgreifen können. Die Konfrontation solcher Experten und der Versuch, die vorhandenen Einzelfälle in einer größeren Sammelstatistik auszuwerten, sollte einen Querschnitt durch das Wissen über dieses Problem geben. Schließlich sollte herausgestellt werden, welche Möglichkeiten sich heute zur Behandlung und Besserung der Situation beim permanenten Darmausfall bieten bzw. in Zukunft andeuten.

A. Flach**P. Wurnig**

Probleme der ausgedehnten Dünndarmresektion im Neugeborenen- und Säuglingsalter *

Von

A. Flach und **R. Bähr**

Kinderchirurgische Abteilung der Chirurgischen Universitätsklinik Tübingen, Bundesrepublik Deutschland (Vorstand: Professor Dr. A. Flach)

Mit 4 Abbildungen

Zusammenfassung

Massive Dünndarmresektionen im Neugeborenen- und Säuglingsalter werden meist infolge von Atresien und Stenosen sowie Durchblutungsstörung notwendig. Der Terminus „subtotale Dünndarmresektion" wird in dieser Lebensperiode nicht einheitlich gebraucht. Die Mehrzahl der Autoren wendet ihn bei einer Restdünndarmlänge von 75 cm und weniger an. Die Überlebenschancen nach subtotaler Dünndarmresektion werden nicht nur von der absoluten Restdünndarmlänge bestimmt. Wichtig ist, welcher Darmteil erhalten bleiben kann. Distale Resektionen führen zu einem besonders schweren Malabsorptionssyndrom. Bei Resektion des Ileums ist durch die fehlende Gallensäureabsorption gleichzeitig die Fettabsorption gestört. Die Folge ist eine chologene Diarrhoe. Die Absorptionsfunktionen, die direkt postoperativ weitgehend ausfallen, erholen sich gesetzmäßig. Die weiter oralwärts lokalisierten Funktionen (Kohlehydrate) erholen sich schneller, als die distal lokalisierten (Fette). Chirurgische Maßnahmen der Passageverlangsamung wurden im Tierexperiment mit wechselndem Erfolg angewandt. Klinische Erfahrungen (5 Fälle) fehlen weitgehend. Nach ausgedehnten Dünndarmresektionen werden gerade beim Neugeborenen verschiedene Kompensationsmechanismen (Längenwachstum des Darmes, Hypertrophie der Schleimhaut oder größere Zelldichte) diskutiert. Von welchen Faktoren diese Mechanismen, die nur gelegentlich zu beobachten sind, abhängen, ist weitgehend ungeklärt.

Summary

Problems of Extensive Resection of the Small Intestine in Neonates and Infants

Massive resection of the small intestine in neonates and infants is mostly necessitated as a result of atresias, stenosis or circulatory disorders. At this period of life, the term „sub-total resection of the small intestine" is not applied in a standard

---

* Herrn Hofrat Professor Dr. W. Dick in Verehrung gewidmet.

way. Most authors use it when the residual small intestine is 75 cm or less in length. The survival prospects after sub-total resection of the small intestine are determined not only by the absolute length of the remaining small intestine; it is important which part can be preserved. Distal resections lead to a particularly serious malabsorption syndrome. In ileal resections, lipid absorption is disturbed owing to the lack of absorption of bile acids. A chologenous diarrhea results. The absorption functions (which are largely eliminated directly after the operation) recover in a regular pattern. The more orally localized functions (carbohydrate) recover more quickly than the more distally localized (lipid absorption). Surgical measures to slow the passage of intestinal contents have been applied with varying succes in animal experiments. Clinical experience is largely lacking (only five cases). Various mechanisms for compensation after extensive resection of the small intestine in neonates (increase in length of the intestine, mucosal hypertrophy or greater cell density) are being discussed. These are only occasionally observed and the factors on which they depend are mostly obscure.

Die grundsätzlichen Probleme, die im Zusammenhang mit massiven Dünndarmresektionen auftreten, wurden schon vor der Jahrhundertwende anhand von klinischen Fällen und entsprechenden Tierversuchen diskutiert. Die Frage, wieviel Restdarm notwendig ist, um zu überleben, stellte sich also sehr früh.

Trzebicky (49) glaubte 1894, daß ein Drittel, zwei Jahre später Monari (29), daß ein Fünftel Restdünndarm die kritische Grenze darstelle. Da die postoperativen Diarrhöen das beherrschende Symptom waren, haben Mall (27) und Halsted (14) schon 1896 versucht, durch Darmumdrehung die Passagezeit zu verlängern. Sich widersprechende Angaben über Kompensationsmechanismen, zum Beispiel Hypertrophie des verbleibenden Darmabschnittes auch in Abhängigkeit vom Alter, stammen aus derselben Zeit [Schlatter (42), Kukula (25)].

Während es über die massiven Dünndarmresektionen beim Erwachsenen schon eine umfangreiche Literatur gibt, meist in Form von Einzelpublikationen, wird über Dünndarmresektionen bei Neugeborenen und Säuglingen erst in den 60ger Jahren berichtet. Kuffer (23) hat 1965 22 Fälle aus der Weltliteratur, Wilmore (52) 1972 50 Fälle aus der englischsprachigen Literatur zusammengestellt. Die unterschiedlich durchgeführte Längenmessung des Darmes erklärt die sich oft widersprechenden postoperativen Ergebnisse. Alle Prozentangaben setzen die intraoperative Gesamtlängenbestimmung voraus. Vergegenwärtigt man sich, daß man früher die totale Eventeration des Darmes ängstlich vermied, Schnelligkeit bei der Operation beinahe oberstes Gebot war, und berücksichtigt man dazu noch die erhebliche Streubreite der Darmlängen, dann sind diese unterschiedlichen Angaben nicht verwunderlich. Postoperative Messungen am resezierten Darm und Absolutangaben führen zu einer weiteren Verwirrung.

Über die Streubreite des Neugeborenen- und Säuglingsdünndarmes, die $\pm$ 33% beträgt, gibt die Aufstellung von Reiquam (37) Aufschluß (s. Abb. 1). In den letzten Jahren setzte sich als Definition für massive Dünndarmresektionen das Maß des *Restdarmes* durch. Die antimesenteriale Abmessung des verbliebenen Darmes ist ohne Zeitverlust und Gefährdung des Kindes bei der Kontrolle der Anastomose oder beim Absaugen des Darmes möglich.

Monari (29) gab aufgrund seiner Versuche an ausgewachsenen Tieren schon 1860 $^1/_9$ bzw. $^1/_{10}$ als die kritische, mit dem Leben noch zu vereinbarende Restdünndarmlänge an. Benson (4) zieht diese kritische Grenze beim Säugling bei 30 cm, Mac Mahon (6) bei 50 cm. Nach der Zusammenstellung von Wilmore (52) liegt diese Grenze zwischen 15 und 38 cm, sofern die Bauhinische Klappe erhalten bleibt. Wenn beim Säugling die Restdarmlänge unter einem Meter liegt, spricht man im allgemeinen von einer massiven oder subtotalen Dünndarmresektion. Rickham (38) präzisiert diese Grenze: 75 cm oder weniger.

Die Überlebenschancen nach subtotaler Dünndarmresektion werden nicht nur von der absoluten Restdünndarmlänge bestimmt. Entscheidend scheint zu sein, welcher Darmanteil erhalten bleiben konnte. Trzebicky (49) glaubte schon 1894, daß die distale Dünndarmresektion stärkere Störungen hervorruft. Clat-

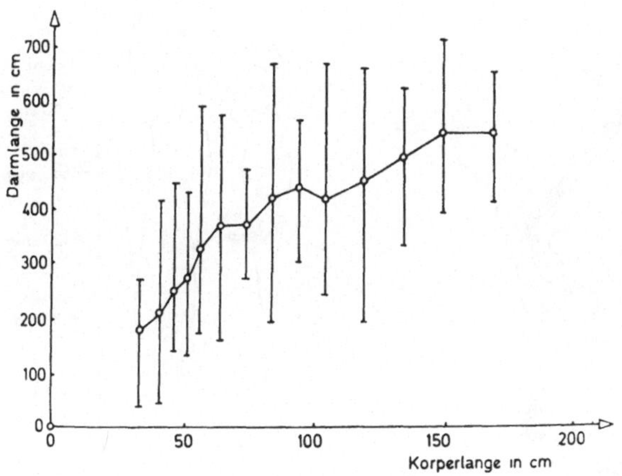

Abb. 1. Durchschnittliche Dünndarmlänge im Verhältnis zur Körperlänge
[nach Reiquam (37)]

worthy (9) konnte dies an neugeborenen Hunden nicht bestätigen. Jensenius (19) 1945 sowie Kremen und Mitarbeiter (22) 1954 konnten bei Verlust des Ileums stärkere Störungen der Fettresorption beobachten. Booth (7) sowie Mangold (28) zeigten, daß Unterschiede zwischen proximaler und distaler Dünndarmresektion bestehen. Die Absorption der Zucker, der Aminosäuren und Elektrolyte, des Eisens und der Fette scheint nicht an einen bestimmten Darmabschnitt gebunden zu sein. Postoperativ kann nach einiger Zeit eine Anpassung sowohl im Jejunum als auch im Ileum möglich sein. Eine Malabsorption nach proximaler Dünndarmresektion tritt jedoch seltener auf als nach distaler Resektion. Da normalerweise im Jejunum bereits alle Nährstoffe absorbiert sind, wird die Absorptionskapazität des Ileums nicht ausgenützt. Booth (7) bezeichnet das Ileum daher als mobilisierbares ruhendes Darmdepot. Bei distaler Resektion wird hingegen die ortsgebundene Absorption des Vitamins B 12 und der Gallensäuren gestört, deren Absorption auf das terminale Ileum beschränkt ist. Als Folge der ungenügenden Gallensäureabsorption kommt es zu chologenen Diarrhöen und Steatorrhöen. Dies erklärt sich aus dem Gallensäurestoffwechsel. Aus Cholesterin wird in der Leber Cholsäure und Chenodesoxycholsäure gebildet. Durch Konjugation an Glyzin und Taurin entstehen konjungierte Gallensäuren, die in den Dünndarm gelangen. Im Ileum werden sie zu 95% aktiv resorbiert und dann über den enterohepatischen Kreislauf der Leber wieder zugeführt. Der Rest gelangt ins Colon, stimuliert die Peristaltik und blockiert die Elektrolyt-, Glucose- und Wasserresorption. Dadurch kommt es zu einer Reizcolitis mit vermehrten Durchfällen. Nach Ausfall des Ileums ist die Gallensäuresynthese zunächst gesteigert, dann fällt sie ab. Die Resorption langkettiger Fettsäuren, woraus der größte

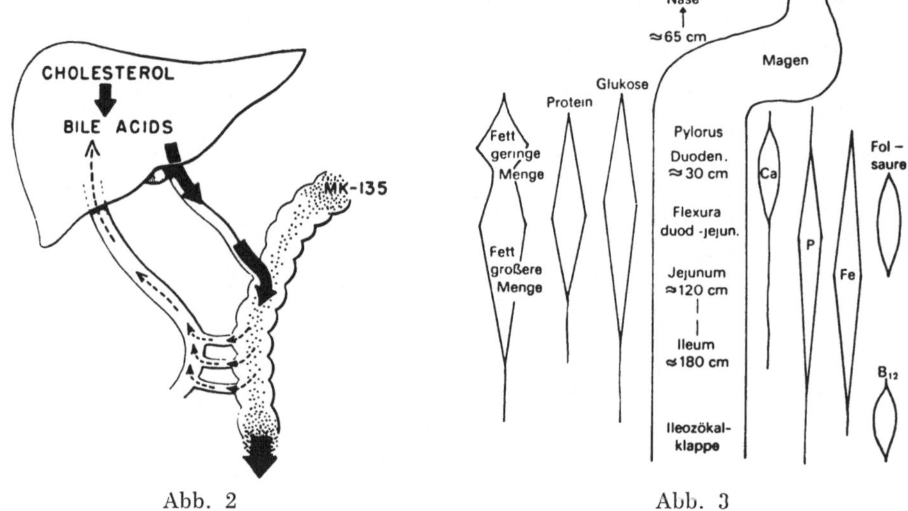

Abb. 2   Abb. 3

Abb. 2. Schematische Darstellung des enterohepatischen Kreislaufs der Gallensäuren und dessen partieller Unterbrechung durch Cholestyramin [nach Stremmel (46)]
Abb. 3. Schematische Darstellung der Darmphysiologie [nach Mangold (28)]

Teil der Nahrungsmittel besteht, ist an die emulgierende Wirkung der Gallensäuren gebunden. Ein Gallensäuremangel führt daher zu einer mangelnden Fettresorption, deren Folge eine Steatorrhöe ist [Stremmel und Mitarbeiter (47), Hofmann (16)]. Dies veranschaulicht Abb. 2.

Über die Wertigkeit der Ileozökalklappe finden sich widerspruchsvolle Angaben. Wildegans (50) hat 1925 in Tierversuchen auf die verstärkte Sturzentleerung nach Resektion der Ileozökalklappe hingewiesen. Kremen (22) 1954 und Stahlgren und Mitarbeiter (43) 1962 bestätigten dies in Form einer beschleunigten Transitzeit und einer deutlichen Verschlechterung der Fett- und Eiweißresorption. Nach Keller und Mitarbeiter (21) ist bei Hunden eine Dünndarmresektion von 75% mit Bypass der Ileozökalklappe letal.

Bei Kindern messen Wilkinson und Mitarbeiter (51) 1963 und Rickham (39) 1967 dem Verlust der Bauhinischen Klappe keine wesentliche Bedeutung zu, im Gegensatz zu Benson und Mitarbeiter (4). Wilmore (52) konnte in seiner Zusammenstellung aus der Literatur eine Abhängigkeit insofern feststellen, als die Restdarmlänge bei erhaltener Ileozökalklappe geringer sein kann als bei Kindern ohne Ileozökalklappe. Die für das Überleben kritische Grenze der Restdünndarmlänge bei fehlender Ileozökalklappe scheint nach Wilmore (52) bei 40 cm zu liegen. Pietz (32) 1956 und Kalser mit Mitarbeitern (20) haben ebenfalls Resorptionsunterschiede bei dünndarmresezierten Patienten mit und ohne Ileozökalklappe feststellen können.

Die Notwendigkeit einer massiven Dünndarmresektion im Neugeborenen- und Säuglingsalter ist am häufigsten wegen Durchblutungsstörungen gegeben. Sie können mechanisch bedingt sein z. B. durch einen Volvulus des Intestinaltraktes oder bei Gastroschisisfällen sowie Inkarzerationen z. B. in Mesenteriallücken. Es können aber auch primäre Gefäßschäden die Ursache sein, z. B. nach Nabelvenenkatheterismus oder in extrem seltenen Fällen bei der kalzifizierenden Arteriosklerose. Die Enteritis necroticans, in der Nachkriegszeit besonders schwer, fast endemisch in den deutschen Küstengebieten aufgetreten, ist seither nur noch gelegentlich bei Kindern zu beobachten. Nach den Zusammenstellungen von Kuffer (23), Rickham (38) sowie Wilmore (52) sind die multiplen Dünndarmatresien der zweithäufigste Grund für massive Darmresektionen.

Das Ausmaß der Resektion ist natürlich im Einzelfall davon abhängig, inwieweit sich der Darm nach Beseitigung der Erkrankungsursache und nach den unterschiedlichen intraoperativen Maßnahmen zur Verbesserung der Durchblutung erholt hat. Im Zweifelsfall wird man mehr Darm opfern, um bei sicheren Anastomosenverhältnissen einen chirurgisch komplikationslosen Verlauf zu erreichen. Die zweizeitige Resektion, wie sie v. d. Oelsnitz (30) wieder in Erinnerung gebracht hat, kann in vereinzelten Fällen helfen Darmabschnitte zu erhalten. In den Fällen, in denen wir dies versucht haben, sind die Kinder an ihrem Grundleiden schon meist in der nachfolgenden Nacht verstorben.

Der postoperative Verlauf mit seinen drei bis vier Phasen ist von Kuffer (23, 24) 1965 und Rickham (39) 1967 dargestellt worden. In der unmittelbar postoperativen Phase, die durch stürmische Durchfälle gekennzeichnet ist, fallen sämtliche Absorptionsfunktionen aus.

Die Frage der Kalorienzufuhr, ob in Form von intravenösen Fettinfusionen oder hochprozentigen Kohlehydratlösungen, soll hier nicht erörtert werden. Der Versuch, den Kalorien- und Wasserverlust oral zu decken, schlägt immer fehl. Der Organismus beantwortet dies mit profusen Durchfällen.

Die Absorptionsfunktionen erholen sich mit einer gewissen Gesetzmäßigkeit. Es läßt sich feststellen, daß die mehr oral lokalisierten Funktionen, wie die der Kohlehydrate, sich schneller erholen als die weiter aboral lokalisierten, wie die der langkettigen Fettsäuren. Deren Absorption ist oft noch nach zwei Jahren gestört. Die verschiedenen Resorptionsorte zeigt das Schema von Mangold in Abb. 3.

Entsprechend dieser Erholung soll ·der Nahrungsaufbau vor sich gehen. Zunächst werden Eiweiße gegeben sowie Kohlehydrate in Form von Monosacchariden. Disaccharide führen wegen des Disaccharidasemangels zu einer abnormen Gärung. Die Azidität des Speisebreies verstärkt die Durchfallstendenz. Fett soll in Form von mittelkettigen Fettsäuren verabreicht werden, da deren Absorption nicht an die Anwesenheit von Gallensäuren gebunden ist.

Die Dauer der einzelnen Phasen scheint individuell außerordentlich unterschiedlich zu sein. Bei extrem kurzen Restdärmen, insbesondere bei zusätzlichem Verlust der Bauhinischen Klappe, ist die Passagedauer und damit die Kontaktmöglichkeit des Chymus mit dem Darmepithel als Enzymträger zu kurz. Zur Malabsorption kommt die Maldigestion. Es hat nicht an Versuchen gefehlt, die massiven Durchfälle durch rein chirurgische Maßnahmen zu beeinflussen.

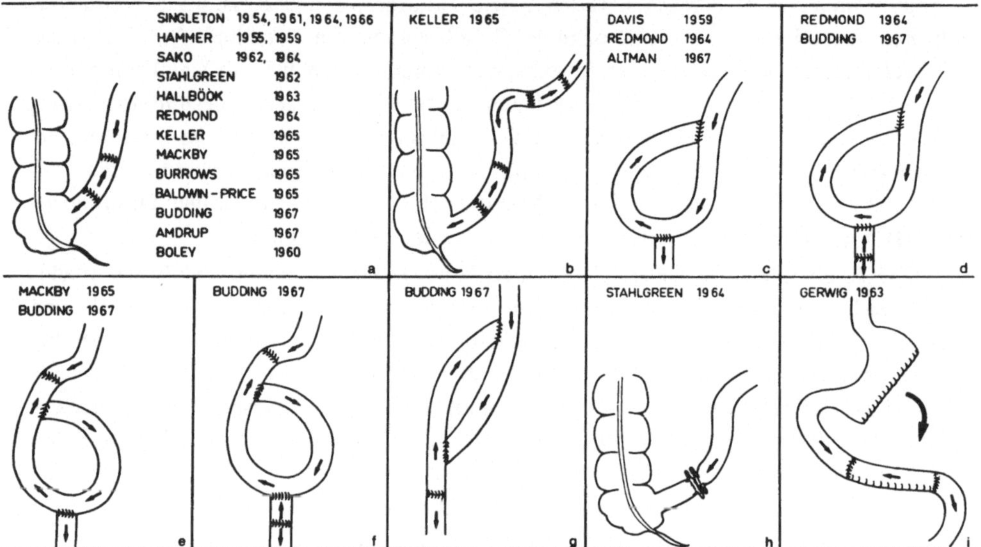

Abb. 4. Experimentelle und klinische Versuchsanordnungen zur Verzögerung der Dünndarmpassage [nach Hofmann (17)]

Alle chirurgischen Maßnahmen zielen darauf ab:

1. Eine Verlangsamung der Passagezeit und dadurch eine Verlängerung der Kontaktzeit zu erreichen.

2. Die Übersäuerung des Stuhles zu beeinflussen.

Ad. 1. Abb. 4 aus der Arbeit von Hoffmann (17) zeigt die verschiedenen Möglichkeiten der Passageverlängerung, die bisher versucht worden sind. Nach diesen Versuchen scheint die Segmentumkehr eines 5 bis 10 cm langen Dünndarmsegmentes wenigstens zeitweilig eine Verlangsamung zu bewirken, ohne daß es zu einer vollständigen Obstruktion kommt [Stahlgren (43)]. Diese Gefahr ist bei zu kurzem, aber auch bei zu langem Segment gegeben. Statt Dünndarm kann nach Hutcher und Mitarbeitern (18) auch ein isoperistaltisches Colonsegment benutzt werden. Bei 10 bis 12 Wochen alten Beagels wurde eine bessere Überlebensrate erreicht. Die Versuche mit multiplen Queranastomosen oder mit

Rezirkulationsschlingen sind schon vom gedanklichen her dubios, ebenso wie Schleimhautgewinn durch künstliche Darmduplikaturen. Sie müssen einerseits zur Blindsackbildung und Passageverkürzung, andererseits zu einem zusätzlichen Darmlängenverlust führen. Es ist fraglich, ob der eventuell gewonnene Effekt diesen Verlust kompensieren kann. So ist es nicht verwunderlich, daß BUDDING und Mitarbeiter (8) mehrere Modelle versucht haben. In neuester Zeit kam die Myektomie der Längsmuskulatur von SCHILLER und Mitarbeiter (41) sowie die stufenförmige Schrägmyotomie von BLÖMER und Mitarbeiter (6) hinzu. Von HIDALGO und Mitarbeiter (15) stammt die Idee, nach ausgiebiger zirkulärer Exzision der Darmmuskulatur eine Schleimhautklappe, die Ventilwirkung haben soll, zu bilden. Ob solche Stenosen bzw. Klappen kalkulierbar und von bleibender Funktion, besonders beim heranwachsenden Individuum, sind, müßte noch untersucht werden. CUTHBERTSON und Mitarbeiter (10) konnten an Beagles weder durch an- noch durch isoperistaltische Schlingen einen befriedigenden Effekt erzielen. Ebenso hat PRIEBE (35) an 4 bis 8 Wochen alten Hunden keine überzeugende Wirkung eines 3 bis 5 cm langen Revers-Segmentes gesehen.

Versuche mit Umkehrsegmenten an Säuglingen stammen von CYWES (11), der bei einem 18 Monate alten Kind drei Monate nach massiver Dünndarmresektion und Ileozökalklappenresektion ein 4 cm langes Jejunumsegment umgedreht hatte, ohne daß eine Gewichtszunahme erfolgte. Nach drei weiteren Monaten wurde ein Pouch nach POTH (34) angelegt, der eine Besserung erbrachte. GDANIETZ und Mitarbeiter (13) hatten ein 8 cm langes Umkehrsegment bei einem 10 Monate alten Kind mit 60 cm Restdarm angelegt. Das Kind starb 8 Tage später an einer Pneumonie. Erfolglos blieb der Versuch von TRINKLE und Mitarbeiter (48), die ein 5 cm langes anisoperistaltisches Colonsegment bei einer totalen Dünndarmresektion angelegt hatten. Dieses Kind starb nach 14 Tagen. SAUER (40) interponierte ein 3 cm langes Ileumstück anisoperistaltisch bei einer Restdünndarmlänge von 9 cm Jejunum und 5 cm Ileum. Das Kind starb 9 Tage postoperativ an einer hämorrhagischen Infarzierung des verbliebenen Dünndarms, der Magenschleimhaut und des Sigmas. Vom selben Autor wurde der Versuch unternommen, ein 5 cm langes Stück des Colon transversum anisoperistaltisch in die Dünndarmpassage zu interponieren. Auch dieses Kind verstarb 3 Tage postoperativ.

Ad. 2. Die schon frühzeitig festgestellte Übersäuerung des Stuhles ist heute unserer Ansicht nach durch die Gärungsvorgänge der Zucker zum Teil erklärt. Früher wurde die Ursache der Übersäuerung in einer verstärkten Magensaft- und Pankreassaftsekretion gesehen, auf die schon STRASSOFF (44) 1914 anhand von Tierversuchen hingewiesen hat. OSBORN und Mitarbeiter (31) sowie RANDOLPH und Mitarbeiter (36) haben bei Erwachsenen eine Magensaft-Hyperazidität bzw. -Hypersekretion sowie einen erhöhten Gastrinspiegel auch im Tierexperiment anhand des Heidenhain-Pouches nachgewiesen. Von AVERY und Mitarbeiter (2) ist dies auch bei einem Kind behauptet worden. Dementsprechend haben RANDOLPH und Mitarbeiter (36) die trunkuläre Vagotomie bei massiver Dünndarmresektion tierexperimentell durchgeführt und eine höhere Überlebensrate bei 8 Wochen alten

Beagels erreicht. Frederick und Mitarbeiter (12) konnten dies bei Erwachsenen nicht bestätigen. Randolph (36) legt Wert darauf, daß die Vagotomie frühzeitig, etwa 8 Tage nach der Resektion, durchgeführt wird. Wenn man aber schon nach der selektiven Vagotomie wegen Ulcera duodeni in 10% postoperative Diarrhöen feststellt, so scheint diese therapeutische Folgerung für die Beseitigung der Diarrhöe nach massiver Dünndarmresektion sicher gewagt. Cywes (11) konnte keine Veränderung der Magensaftverhältnisse bei einem 5 Monate alten Kind mit 25 cm Restdarm ohne Ileozökalklappe feststellen. Die sauren Stühle scheinen ihre Erklärung wohl eher in der gestörten Disaccharid- und Fettabsorption zu finden, die im sauren Milieu noch verstärkt wird. Die ersten Ernährungsversuche sollten dementsprechend mit Monosacchariden durchgeführt werden, worauf ja schon Anderson (1) und Bell (3) hingewiesen haben.

Es hat nicht an Spekulationen gefehlt, daß nach ausgedehnten Dünndarmresektionen gerade beim Neugeborenen ein besonderer Kompensationsmechanismus erwartet werden darf. Dies schon deshalb, weil sich der Dünndarm nach Mangold (28) im ersten Lebensjahr um etwa 30%, im zweiten Lebensjahr um 100% verlängern soll. Sowohl klinische als auch experimentelle Untersuchungen haben sehr widerspruchsvolle Ergebnisse gezeigt. Die zunehmende Zahl der überlebenden Kinder beweist, daß bei richtiger Behandlung meist eine biologische Adaption stattfindet. Das morphologische Substrat wird einerseits — und dies nicht unwidersprochen — in einer Hypertrophie der Schleimhaut gesehen. Ob diese sich in einer Vertiefung der Krypten, Verlängerung der Villi oder in einer größeren Zelldichte der Schleimhaut, wie sie Porus (38) beschrieb, äußert, sei dahingestellt. Während die Verdickung der Restdünndarmschleimhaut fast regelmäßig beobachtet wird, ist der eigentlich am ehesten zu erwartende Kompensationsmechanismus durch Längenwachstum sowohl an Kindern als auch im Tierversuch nur gelegentlich zu beobachten. Von welchen Voraussetzungen er ausgeht, ist völlig unklar.

Nach eigenen Beobachtungen an elf Kurzdarmkindern und nach unseren Tierversuchen muß der Verdacht geäußert werden, daß neben bisher noch nicht erfaßten individuellen Faktoren auch die Unsicherheit über den Ablauf der Adaption eine wesentliche Rolle spielt. Nach unserem Eindruck darf von den rein chirurgischen Maßnahmen nicht zuviel erwartet werden.

Literatur

1. Anderson, Ch. M.: Long-term survival with six inches of small intestine. Brit. Med. J. **1965**, 419—422.
2. Avery, G. B., J. G. Randolph and T. Weaver: Gastric response to specific disease in infants. Pediatrics **38**, 874 (1966).
3. Bell, M. J., L. W. Martin, W. K. Schubert, J. Partin and J. Burke: Massive small-bowel resection in an infant: long-term management and intestinal adaption. J. Ped. Surg. **8**, 2 (1973).
4. Benson, C. D.: Resection and primary anastomosis of the jejunum and ileum in the newborn. Ann. Surg. **142**, 478 (1958).

5. Benson, C. D., J. R. Lloyd and K. L. Krabbenhoff: The surgical and metabolic aspects of massive small-bowel resection in the newborn, J. Ped. Surg. 2, 3 (1967).
6. Blömer, A., C. Käufer, H. Lenz und A. Düx: Dünndarmmyotomie zur Verlangsammung der Magen-Darm-Passage. Langenbeck's Arch., Suppl. Chir. Forum 1972, 273—275.
7. Booth, C. C.: Pathophysiologie der Dünndarmresektion. Internist 1, 5 (1966).
8. Budding, I., and C. C. Smith: Role of recirculation loops in the management of massive resection of the small intestine. Surg. Gynec. Obstetr. 125, 243 (1967).
9. Clathworthy, H. W., R. Saleeby and C. Lovingood: Extensive small-bowel resection in young dogs: its effect on growth and development. Surgery 32, 2 (1952).
10. Cuthbertson, E. M., R. S. Gilfillan, H. J. Burhenne and M. J. Mackby: Massive small-bowel resection in the beagle including laboratory data in severe undernutrition. Surgery 68, 4, 698—705 (1970).
11. Cywes, S.: The surgical management of massive bowel resection. J. Ped. Surg. 3, 6 (1968).
12. Frederick, P. L., J. S. Sizer and M. P. Osborne: Relation of massive bowel resection to gastric secretion. Trans. New Engl. Surg. Soc. 45, 89 (1964).
13. Gdanietz, K., und W. Biewald: Umkehrung eines Dünndarmsegments bei Malabsorptionssyndrom nach ausgedehnter Dünndarmresektion bei einem Säugling. Zbl. Chir. 98, 251—255 (1973).
14. Halstedt, W. S.: Circular suture of the intestine. An experimental study. Amer. J. Med. Sci. 94, 436 (1887).
15. Hidalgo, F., M. L. Cortes, S. J. Salas and J. Zavala: Intestinal muscular layer ablation in short-bowel-syndrome. Arch. Surg. 106, 188—190 (1973).
16. Hofmann, A. F.: The syndrome of ideal disease and the broken enterohepatic circulation: cholerrhoeic enteropathy. Gastroenterology 52, 752 (1967).
17. Hofmann, S.: Experimentelle Studien an gegengeschalteten Dünndarmsegmenten zur Therapie des „Short Bowel Syndrom". Bruns' Beitr. klin. Chir. 219, 8 (1972).
18. Hutcher, N. E., and A. M. Salzberg: Pre-ileal transposition of colon to prevent the development of short bowel syndrom in puppies with 90 percent small intestinal resection. Surgery 70, 2 (1971).
19. Jensenius, H.: Results of Experimental Resection of the Small Intestine on Dogs. Copenhagen: Universitetsforlaget, NYT, Nordisk Forlag, 1945.
20. Kalser, M. H., J. L. A. Roth, H. J. Tumen and T. A. Johnson: Relation of small bowel resection to nutrition in man. Gastroenterology 38, 605 (1960).
21. Keller, J., W. R. C. Stewart, R. Westerheide and W. G. Pace: Prolonged survival with paired reversed segment after massive intestinal resection. Arch. Surg. 91, 174 (1965).
22. Kremen, A. J., J. H. Liner and Ch. Nelson: An experimental evaluation of the nutritional importance of proximal and distal small intestine. Ann. Surg. 140, 449 (1954).
23. Kuffer, F.: Zum Problem der subtotalen Dünndarmresektion beim Säugling. Z. Kinderchir. 2, 1 (1965).
24. Kuffer, F., und J. L.aissue: Ausgedehnte Darmresektion. Z. Kinderchir. 7, 2 (1969).
25. Kukula: Über ausgedehnte Darmresektionen. Arch. klin. Chir. 67, 887 (1900).
26. MacMahon, R. A.: Massive resection of intestine in infancy. Austral. New Zealand J. Surg.
27. Mall, F.: Reversal of the intestine. Rep. Johns Hopkins Hosp. 1, 93 (1896).
28. Mangold, R.: Neuere Untersuchungen des Magen-Darm-Traktes. Päd. Fortbildungskurse 7—8, 28 (1963).

29. Monari, U.: Experimentelle Untersuchungen über die Abtragung des Magens und des Dünndarms beim Hund. Beitr. klin. Chir. **16**, 479—492 (1896).
30. Oelsnitz, G. von der: Zweizeitige Operation bei Volvulus und Invagination. Z. Kinderchir. **5**, 396—400 (1968).
31. Osborne, M. P., J. Sizer, P. L. Frederick and N. Zamchek: Massive bowel resection and gastric hypersecretion. Amer. J. Surg. **117**, 393—397 (1967).
32. Pietz, D. G.: Nutritional and electrolyte evaluation in massive bowel resection. Study of one case and review of literature. Gastroenterology **31**, 56 (1956).
33. Porus, R. L.: Epithelial hyperplasia following massive small bowel resection in man. Gastroenterology **48**, 6 (1965).
34. Poth, E. J.: zit. nach Cywes (11).
35. Priebe, C. J.: Reversed intestinal segments in young puppies with massive intestinal resections. J. Ped. Surg. **5**, 2 (1970).
36. Randolph, J. G., and J. R. Lilly: The influence of vagotomy and pyloroplasty on the growth and survival of enterectomized young animals. J. Ped. Surg. **3**, 2 (1968).
37. Reiquam, C. W., R. P. Allen and D. R. Akers: Normal and abnormal small bowel lengths. Amer. J. Dis. Child. **109**, 447 (1965).
38. Rickham, P. P.: Massive small intestinal resection in newborn infants. Hunterian Lecture Delivered at the Royal College of Surgeons of England, 1967.
39. Rickham, P. P.: Ausgedehnte Dünndarmresektionen beim Neugeborenen. Z. Kinderchir. Suppl. zu **5**, 2 (1968).
40. Sauer, H.: Über intestinale Zirkulationsstörungen bei chirurgischen Erkrankungen im Säuglings- und Kindesalter. Langenbeck's Arch. klin. Chir. **323**, 203—245 (1969).
41. Schille, W. R., L. A. Didio and M. C. Anderson: Production of artificial sphincters. Arch. Surg. **95**, 436—442 (1967).
42. Schlatter, C.: Über die Verdauung nach einer Dünndarmresektion von ca. 2 m Länge. Corr.Bl. schweiz. Ärzte, Basel **29**, 417—424 (1899).
43. Stahlgren, L. H., G. Umana, R. Roy and J. Donnelly: A study of intestinal absorption in dogs following massive small intestinal resection and insertion of an antiperistaltic segment. Ann. Surg. **156**, 483 (1962).
44. Strassoff, B.: Experimentelle Untersuchungen über die kompensatorischen Vorgänge bei Darmresektionen. Beitr. klin. Chir. **89**, 527 (1914).
45. Stremmel, W.: Die Bedeutung des Gallensäurestoffwechsels in der Pathogenese chirurgischer Erkrankungen. Bruns' Beitr. klin. Chir. **220**, 1—9 (1973).
46. Stremmel, W.: Neue Aspekte zur Behandlung des Malabsorptionssyndroms nach Dünndarmresektion. Chir. Praxis **17**, 423—427 (1973).
47. Stremmel, W., und P. Back: Zur Nachbehandlung von Dünndarmresektionen wegen Mesenterialgefäßverschluß. Therapie Woche **22**, 45, 3918 (1972).
48. Trinkle, J. K., and L. R. Bryant: Reversed colon segment in an infant with massive small bowel resection: a case report. J. Kentucky Med. Ass. **65**, 1090—1092 (1967).
49. Trzebicky, R.: Über die Grenzen der Zuverlässigkeit der Darmresektion. Arch. klin. Chir. **48**, 54 (1894).
50. Wildegans, H.: Stoffwechselstörungen nach großen Dünndarmresektionen. Dtsch. Med. Wschr. **1925**, 159—1561.
51. Wilkinson, A. W., E. A. Hughes and D. A. Toms: Massive resection of the small intestine in infancy. Brit. J. Surg. **225**, 715 (1963).
52. Wilmore, D. W.: Factors correlating with a successful outcome following extensive intestinal resection in newborn infants. J. Pediatrics **80**, 1 (1972).

Anschrift des Verfassers: Professor Dr. A. Flach, Vorstand der Kinderchirurgischen Abteilung und des Lehrstuhles für Kinderchirurgie der Chirurgischen Universitätsklinik, Calwer Straße 7, D-7400 Tübingen, Bundesrepublik Deutschland.

Funktion und Resorption im Bereich des Dünndarmes im Hinblick auf ausgedehnte Resektionen

Von

H. Lothaller

Interne Abteilung des Mautner-Markhofschen Kinderspitales der Stadt Wien, Österreich
(Vorstand: Univ.-Prof. Dr. H. G. WOLF)

Mit 1 Abbildung

Zusammenfassung

Aufbauend auf den Stoffwechsel des Säuglings unter normalen und pathologischen Bedingungen wird auf die Funktion des Dünndarms vor und nach ausgedehnter Resektion eingegangen. Infolge der geänderten Resorptionsverhältnisse bei solchen Kindern ist die Anwendung der parenteralen Ernährung, der stufenweise Aufbau der oralen Ernährung unter Berücksichtigung der zur Verfügung stehenden Baustoffdiäten und Heilnahrungen, sowie der Ausgleich von Verlusten in der Langzeitperiode notwendig. Auf die Prüfungsmöglichkeiten der geänderten Resorptionsverhältnisse wird hingewiesen.

Summary

Function and Absorption in the Small-Intestine Region in View of Extensive Resections

The function of the small intestine before and after extensive resection is dealt with on the basis of infant metabolism under normal and pathological conditions. As a result of the changed absorption conditions in such children, application of parenteral feeding, stepwise establishment of oral feeding using the building-up and cure diets which are available and compensation of long-term losses are necessary. The feasibility of testing the changed absorption conditions is mentioned.

Die Problematik der ausgedehnten Dünndarmresektion mit den in ihrer Folge häufig — jedoch nicht immer — auftretenden Funktions- und Resorptionsstörungen verschiedensten Schweregrades bzw. chronischen Gedeihstörungen betrifft fast immer Kinder im Säuglingsalter, speziell aber in der Neugeborenenperiode. KUFFER und Mitarbeiter haben 1964 in einer Literaturübersicht aus dem Krankengut von ULFELDER, GROSS, PILLING, HARTMANN, CLARK, LAWLER, SCHUTTA, SWAIN und WILKINSON 22 Fälle mit subtotaler Dünndarmresektion zusammengestellt, von denen 13 in den ersten 3 Lebenstagen, 4 im 1. Lebensmonat und die restlichen 5 Fälle vor dem 1. Lebensjahr operiert wurden.

5 von den 22 Kindern hatten damals bis zu 4 Jahren überlebt und wurden als gesund bezeichnet, 6 lebten oder lebten noch, litten aber an schweren Diarrhöen bzw. waren anämisch und dystroph. Als Todesursache für die 11 verstorbenen Kinder wurde in fast allen Fällen Marasmus angeführt. Rickham hat 1967 17 eigene Fälle von ausgedehnter Dünndarmresektion bei Früh- und Neugeborenen kritisch zusammengestellt. 7 überlebten damals. Seit der Einführung der intravenösen Ernährung mit emulgierten Fettinfusionen starb keines der Kinder mehr an Marasmus. Von den eigenen Fällen (Wurnig) überlebten 2 (von 3 Patienten).

Den Ausführungen über die normale und nach Resektion gestörte Funktion des Dünndarmes seien wegen der oben aufgezeigten Altersverteilung in Kürze einige grundsätzliche Bemerkungen über die Stoffwechselsituation beim Säugling vorangestellt; denn diese im Vergleich zu älteren Kindern oder zum Erwachsenen besondere Stoffwechsellage ist ja sozusagen der Sockel für die nach einer ausgedehnten Dünndarmresektion entstehenden veränderten Verhältnisse.

Stoffwechsel des Säuglings

a) Normale Bedingungen

Schon unter normalen Bedingungen ergeben sich Besonderheiten für den *Wasser*haushalt: der Säugling hat einen wesentlich höheren Wassergehalt und Wasserumsatz; ein vermehrtes Wasserangebot wird nur langsam umgesetzt und bleibt vorwiegend im interstitiellen Gewebe liegen.

Daraus erklärt sich die Ödembereitschaft des Neugeborenen. In den ersten Tagen besteht eine physiologische Oligurie von etwa 0,5 bis 2 ml/Stunde, welche praktisch unabhängig von der Flüssigkeitszufuhr ist (Knutrud). Damit wird ein exzessiver Flüssigkeitsverlust in der Neugeborenenperiode verhindert. In den ersten vier Tagen werden Na und Cl retiniert, die Kaliumbilanz ist negativ. Erst in den folgenden Tagen kommt es zu einer hormonell gesteuerten Diurese dieser drei Elektrolyte (Na, Cl, K). Auch im *Protein*stoffwechsel gibt es Besonderheiten. Der Serumeiweißspiegel des Frühgeborenen liegt bei 4 bis 5 g^0/o, der des Neugeborenen bei 6 g^0/o, ist also niedriger als der des Erwachsenen (Mittelwert 7,3 g^0/o). Ein weiterer Unterschied beim Säugling besteht in einem höheren Albuminanteil im Verhältnis zu den Globulinwerten. Auf den hohen Eiweiß- und Kalorienbedarf, den der wachsende Organismus des Neugeborenen hat und der postoperativ noch ansteigt, wird später eingegangen.

b) Pathologische Bedingungen

Die katabole Phase, die sich beim Neugeborenen an ein Operationstrauma anschließt, hat schwere Konsequenzen für den Stoffwechsel. Unter pathologischen Bedingungen wird die Wasserretentionsneigung unter dem Einfluß des antidiuretischen Hormons stärker, die Ausscheidung von K, P und N wird vermehrt. Ein gesteigerter Kaliumanfall und die negativ werdende Stickstoffbilanz sind Ausdruck eines Gewebsabbaues.

Besonders Frühgeborene neigen zu Hypokalziämie und Hypoglykämie; letztere wird unter Streßsituationen noch vermehrt. Bei länger bestehenden niedrigen Glukosewerten (unter $20\ mg^0/o$) besteht die Gefahr von Krämpfen und Hirnschädigungen.

Nach diesen grundsätzlichen Vorbemerkungen soll nun auf die spezielle Thematik eingegangen werden.

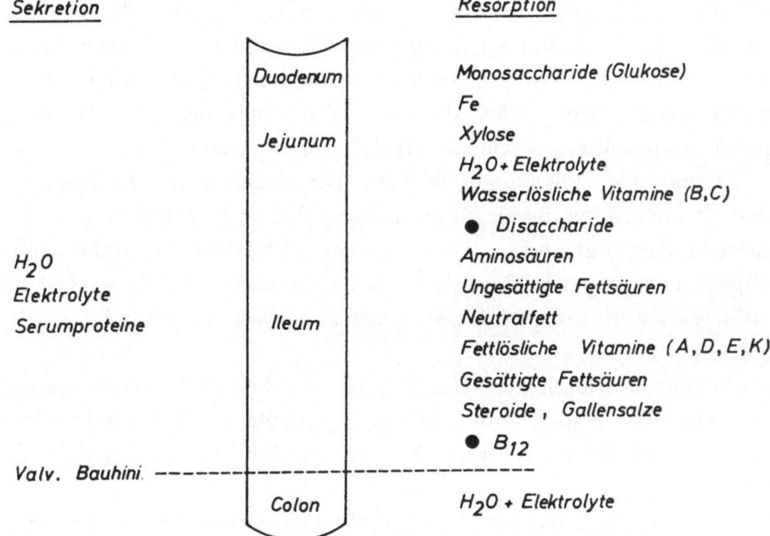

Abb. 1. Schema der enteralen Resorption und Sekretion (nach MANGOLD und HELGE modifiziert)

Ausgedehnte Dünndarmresektion

a) Normale Dünndarmfunktion

Die einzelnen Abschnitte des Dünndarmes sind funktionell nicht gleichwertig.

Bestimmte Resorptionsfunktionen im Ileum und Jejunum überlappen sich bzw. sind genau definierten Anteilen zugeordnet.

In Ergänzung zu den Schemata von MANGOLD (1963) und HELGE (1965) zeigt Abb. 1 die *enteralen Resorptionsorte* der wichtigsten Substanzen vom Duodenum bis zum Colon, und auch die *aktive Sekretion* von Wasser, Elektrolyten und Serumproteinen.

Bereits im Duodenum werden Eisen und Glukose aufgenommen, später erfolgt die Resorption der Disaccharide, Aminosäuren sowie der verschiedenen ungesättigten und gesättigten Fettsäuren, Neutralfette, Steroide und gallensauren

Salze. Zugleich mit der Aufnahme von Wasser und Elektrolyten aus der Nahrung erfolgt die Resorption der wasserlöslichen Vitamine (B, C), während die der fettlöslichen Vitamine (A, D, E, K) mit der Fettresorption parallel läuft. Die Hauptnahrungsstoffe werden also unter normalen Bedingungen schon im oberen Dünndarm aufgenommen. Die Resorption der Disaccharide und des Vitamins B 12 (● Abb. 1) ist an ganz bestimmte Darmanteile gebunden, deren kompletter Ausfall zu den entsprechend korrelierten Störungen führt (wie z. B. zu einer megalozytären Anämie bei Resektion der unteren Ileumanteile).

Schreier hat 1971 in einer grundlegenden Arbeit über die diätetische Behandlung schwerer Enteropathien auf die bisher bekannten morphologischen und und biochemischen *Funktionen der Dünndarmzellen* hingewiesen. Die zur Spaltung und Absorption befähigten Zellen werden aus den Kryptenzellen am Fuße der Dünndarmzotten gebildet. Sie wandern an die Zottenspitze, wobei ihr Bürstensaum immer länger wird. Während dieser Wanderung erfolgt z. B. der Einbau (markierter) Aminosäuren sowie die Aktivierung spaltender Enzyme für Disaccharide, Oligopeptide, Phosphatester usw. Die sogenannte Membranverdauung erfolgt am Bürstensaum dieser Mukosazellen, die nach Wanderung zur Zottenspitze dann in Kürze absterben. Dieses rasche Absterben der Mukosazellen, das beim Neugeborenen viel schneller als beim Erwachsenen erfolgt, erklärt die hohe Irritabilität, aber auch die gute Regenerationsfähigkeit der Dünndarmschleimhaut des Säuglings.

Obwohl morphologisch kein Unterschied zwischen Zellen des Jejunums und des Ileums besteht, ist doch ihre Funktion verschieden: Monosaccharide werden z. B. am besten im oberen Jejunum, konjugierte Gallensäuren rascher im Ileum resorbiert.

Die Aufnahme von *Wasser, Na* und *Monosacchariden* steht in einem engen Zusammenhang: eine Störung im Transport einer dieser drei Substanzen führt zu einer Funktionsstörung der anderen beiden. Auch die Spaltung und Resorption der Disaccharide Laktose und Saccharose ist bestimmten Gesetzen unterworfen.

Die von der Pankreaslipase, aber auch durch Dünndarmlipasen gespaltenen Nahrungs*fette* werden unter Mithilfe der Gallensalze als Gemisch von hauptsächlich Mono-, aber auch Di- und Triglyzeriden, Glyzerin und freien Fettsäuren an die Mukosazelle herangebracht, in Form von sogenannten Mizellen (Molekülaggregaten) resorbiert und nach Emulgierung in Chylomikronen an die Lymphe abgegeben. Mittelkettige Triglyzeride (MCTs) gelangen von der Mukosazelle unter Mithilfe einer intrazellulären Lipase direkt in die Portalvenenbahn.

Nach Spaltung und Hydrolyse der Eiweißkörper und Peptide werden die freigesetzten *Aminosäuren* hauptsächlich im oberen Dünndarmabschnitt aufgenommen, dabei wahrscheinlich an spezifische Trägerproteine gebunden (Carrier-Vorgang) und über das Pfortaderblut der Leber zugeführt, um schließlich in ihrer Gesamtheit als freie Aminosäuren (ASR-Pool) den anabolen und katabolen Stoffwechselprozessen zur Verfügung zu stehen.

b) Grundsätzliche Erfahrungen nach Dünndarmresektion

Die Erfahrungen mit massiven Darmresektionen in der Erwachsenenchirurgie lassen sich im wesentlichen auf die ausgedehnten Dünndarmresektionen bei Kindern transponieren; die Kompensationsmöglichkeiten des jungen Organismus dürften jedoch günstiger sein.

KUFFER kommt auf Grund einer Literaturzusammenstellung von fast 400 Darmresektionen bei Erwachsenen zu folgenden Schlüssen:

Resektionen bis 30% des Dünndarmes werden symptomfrei vertragen.

Resektionen von 30 bis 50% gehen häufig mit Durchfall und Steatorrhöe einher, sind aber mit dem Leben ohne weiteres vereinbar.

Der Verlust des Jejunums wird besser vertragen als der des Ileums.

Die Erhaltung der Ileozökalklappe verlängert die Transitzeit; daraus resultieren bessere Resorptionsverhältnisse.

Die Fettintoleranz steht im Mittelpunkt des sich nach Resektionen eventuell entwickelnden Malabsorptionssyndroms. Je tiefer der Nahrungsfettgehalt, desto besser ist die Resorption für Kohlehydrate, Eiweiß und die Fette selbst.

Die häufigsten Ausfallsfolgen sind Vitamin K- und Vitamin D-Mangel, Anämie, Hypalbuminämie und Spasmophilie.

Die im Tierversuch nachgewiesene kompensatorische Hypertrophie und Hyperplasie der residualen Darmschleimhaut ist umstritten.

Weitere allgemeine Erkenntnisse sind:

Je proximaler die Resorptionsfunktion, desto rascher die Erholung;

z. B. Monosaccharide   1 Monat
Aminosäuren   3 bis 6 Monate
Elektrolyte   6 bis 9 Monate
Fette   12 bis 20 Monate.

Bei tiefsitzender Resorptionsfunktion ist die Erholung schlecht; die an bestimmte Dünndarmanteile gebundene Resorption von Disacchariden oder Vitamin B 12 fällt *dauernd aus* *.

c) Gestörte Funktion nach Resektion

RICKHAM (1967) teilt die postoperative Reaktion der ausgedehnt dünndarmresezierten Kinder in drei Phasen. Diese Einteilung kann im wesentlichen auch durch eigene Erfahrungen bestätigt werden.

Phase I, die direkt an die Operation anschließt, ist durch den paralytischen Ileus gekennzeichnet. Sie dauert einige Tage bis zu einer Woche. Bei vorhergehender Darmgangrän oder Peritonitis ist durch Schock und toxischen Zustand des Patienten die komplette intravenöse Therapie und Ernährung sowie eine langdauern-

---

* In diesem Rahmen ist es nicht möglich, auf die therapeutischen Konsequenzen (Substitutionstherapie) bei diversen Ausfällen näher einzugehen.

de Magenabsaugung notwendig. Hk-Werte, Elektrolyte, Blutgasanalyse usw. müssen mehrfach täglich kontrolliert werden. Die frühzeitige Kalorienzufuhr erfolgt u. a. mit 20⁰/o Intralipid; die

Phase II beginnt mit der wiederauftretenden Darmmotilität. Diese Phase ist vorerst durch foudroyante Durchfälle mit entsprechenden Wasser- und Elektrolytverlusten gekennzeichnet. Zu frühe Nahrungszufuhr, insbesondere von fetthaltigen Präparaten, kann diese Durchfälle noch verschlimmern und die Passagezeit in den verbliebenen Darmanteilen auf wenige Minuten verkürzen. Deshalb sollte eine entsprechend lange Nahrungskarenz bei kompletter parenteraler Ernährung den zu frühzeitigen peroralen Ernährungsversuchen unbedingt vorgezogen werden. Eindickungsversuche mit Tierkohle, Kaolin, Arobon usw. und medikamentöse Behandlung (Opiumtropfen u. dgl.) sind meist erfolglos.

Erst allmählich können vorerst zweistündlich jeweils 2 bis 5 ml einer 5⁰/oigen Glukoselösung, später in Einzelportionen bis zu 20 bis 30 ml dieser Zuckerlösung angeboten werden. Wird dieses Regime gut toleriert, so können langsam verdünnte, erst fettfreie, dann fettarme Heilnahrungen, die eventuell mit 1⁰/oigem Nestargel eingedickt werden, zugeführt werden. Auf die Anwendungsmöglichkeiten der aufgespaltenen, bilanzierten Nahrungen soll später hingewiesen werden. Zu dieser Zeit ist die orale Ernährung allein noch insuffizient; deshalb müssen dem Körper noch zusätzliche Kalorien in Form von Infusionen mit Zucker- und Aminosäurelösungen, vor allem aber mit emulgierten Fettlösungen (wie z. B. Intralipid 10 bis 20⁰/o) angeboten werden. Die Phase II kann bis zu mehreren Monaten andauern. Erst in der

Phase III wird der Zustand mehr stationär, vielleicht ist auch schon eine leichte Gewichtszunahme zu beobachten. Die Stühle sind noch vermehrt, eher massig. Häufig wird auf Fettzufuhr sofort mit Durchfällen und einer Gedeihensstörung reagiert. Je nach Ausdehnung der Resektion dauert diese Phase Monate bis einige Jahre.

Langzeitverlauf: In dieser Zeit ist auch häufig eine Überempfindlichkeit auf Gliadinkörper und Disaccharide (Saccharose, Laktose) vorhanden. Die mangelnde Resorption von Eisen, von fett- und wasserlöslichen Vitaminen, eventuell auch von Calcium und Spurenelementen muß durch parenterale Gaben dieser Substanzen ausgeglichen werden. Der günstigste Nahrungfettgehalt bei einem stationären, nicht mehr direkt fettempfindlichen darmresezierten Kind liegt nach den Fettbilanzuntersuchungen von Kuffer bei 1,5 g⁰/o, wobei 30⁰/o des Fettes zur Resorption kamen und die Stuhlmenge die Hälfte der Nahrungsmenge nicht überschritt.

Da bereits ein kurzer *Eiweißmangel*zustand die Zellteilung der Schleimhäute bremst und die oben erwähnte Wanderungsgeschwindigkeit der Mukosazellen zu den Zottenspitzen verzögert, kommt es — besonders bei langdauernden Mangelzuständen — zu einem Absinken aller Enzymaktivitäten, damit zu einer schlechten Verwertung der aus der Nahrung angebotenen Spaltprodukte und wieder zur massiven Steatorrhöe. Die Kinder werden marantisch und versterben an interkurrenten Infekten (wie z. B. an Pneumonien).

Neben der Hypoproteinämie und der Enzymreduktion kommt es beim längerdauernden Eiweißmangel zum Einschmelzen biologisch hochwertiger Zellsubstanzen und damit z. B. zum Muskelabbau, ferner zur Ödembildung, zum Platzbauch infolge gestörter Wundheilung und auch zu hormonellen Veränderungen. Ihren Ausdruck finden alle diese Vorgänge u. a. in der negativen Stickstoffbilanz.

Ein weiteres Problem bieten die rezidivierenden *Enteritiden* derartiger Patienten. Man weiß, daß die nun schon in verminderter Anzahl vorhandenen Mukosazellen vermehrt dem Angriff von Darmbakterien ausgesetzt sind; die große Anzahl von immunologisch aktiven Darmzellen spricht dafür. Dazu kommen das Absinken des Stuhl-pHs in den sauren Bereich (Gärungsstühle), die Störung des enterohepatischen Kreislaufes der Gallensäuren und ganz allgemeine Störungen der Koordination der Verdauung, wie z. B. durch Motilitäts- und Durchblutungsstörungen sowie durch mangelhafte oder überschießende Funktion der im Darmtrakt einwirkenden Fermente. Auf diese Problematik hat SCHREIER und speziell in Hinsicht auf das „Contaminated Small Bowel Syndrome" auch LINDQUIST hingewiesen.

Prüfung der Resorption

In der Folge soll eine Übersicht über die für das diätetische und therapeutische Vorgehen wichtigen Prüfungsmöglichkeiten der Darmresorption gegeben werden (• empfehlenswert, O in Ergänzung durchführbar, * Untersuchung mit radioaktiven Substanzen):

a) Allgemeine Beurteilung

Bei jeder Nachkontrolle ist eine genaue Anamnese über Verhalten und Gedeihen des Kindes sowie über die gute oder schlechte Toleranz der angebotenen Nahrung interessant.

Eine erste Beurteilung ist durch den Vergleich der tatsächlichen Längen- und Gewichtsverhältnisse eines operierten Kindes mit der Soll-Länge und dem Soll-Gewicht gegeben.

Weitere Hinweise sind durch die Stuhlbeurteilung (Beschaffenheit, Häufigkeit, pH) zu erhalten.

b) KH-Stoffwechsel

• Orale Glukosebelastung (mit 25 g/m²): Ein Anstieg der wahren Glukose über 20%ʹ ist normal.

O Orale Saccharose- (Laktose-)Belastung: löst wie bei Zöliakiekranken oft schwere Durchfälle aus.

○ D-Xylose-Test (0,5 g/kg): 20 bis 40% sollen nach 5 Stunden im Harn aufscheinen. Ungenau (Problem des Harnsammelns bzw. der vollen, nicht katheterisierten Blase).

● Xylose im Serum: genauer.

c) Fettstoffwechsel

● Cholesterin im Serum: als Screening, nur Momentaufnahme.

● Fettbilanz: nach Standardisierung der Nahrung sollen nach einer Fettzufuhr von 50 bis 100 g weniger als 7 g im Stuhl aufscheinen.

○ Vitamin A-Spiegel im Serum

○ Blut-Carotin-Spiegel.
Aufwendig, aber laut Kuffer guter Indikator.

* J^{131}-Ölsäure: nach peroraler Verabreichung Prüfung des Blutspiegels ($< 1\%$ pathologisch).

d) Eiweiß-Stoffwechsel

● Gesamteiweiß in Serum: bewährt

* Gesamteiweiß im Stuhl (J^{131}-PVP nach Gordon): 3 Tage

● Prothrombin im Serum (Zweistufenmethode)

○ Aminosäure-N im Serum (von Slyke)

* α-Aminobuttersäure

e) Weitere Untersuchungen

● Hb, Ery, Hk

● Eisen im Serum

○ Orale Eisen-Belastung

○ Folsäure (* oder bakteriologisch): obere Dünndarmabschnitte

* Vitamin B_{12} (nach Schilling): Prüfung der Vitamin B_{12}-Resorption bei komplettem Ausfall des untersten Ileums (Ileozökalresektion usw.). Sehr spezifisch.

● Röntgen: Abdomen leer, Passagezeit.

Für Nachuntersuchungen der Dünndarmschleimhaut sei an die bei den Malabsorptionssyndromen bewährte Methodik der *Saugbiopsie* erinnert.

Man wird in den meisten Fällen mit Screeninguntersuchungen oder *einfachen* Testen auskommen. Für spezielle Untersuchungen wurden die zur Verfügung stehenden Methoden aufgezählt.

Die Austestung mit *radioaktiven Substanzen* (*) hat natürlich ihre strengen Indikationen. Genaue Untersuchungen über eine gefahrlos zumutbare Dosis sind dem Autor nicht bekannt.

Therapie

Für die bei der subtotalen Dünndarmresektion entstehende Situation ist immer die parenterale Ernährung notwendig. Ihre Grundregeln sind aus Tab. 1 ersichtlich.

Tabelle 1. *Infusionsplan bei Kurzdarmsyndrom (bis 10 kg Körpergewicht)*

Bedarf	nach SCHAERLI 1970	Mautner-Markhofsches Kinderspital Chir.
1. Kalorien	120 (NG.)—90 Kal./kg	120 (NG.)—90 Kal./kg
2. Flüssigkeit (Erhaltung)	100 ml/kg oder 1800 ml/m²	150 (FG.)—130 ml/kg
3. Fett (Intralipid 20%)	2 g/kg	2 bis 3 g/kg
4. N$_2$-Lösung (Aminosol 10%)	8 ml/kg	8 bis 10 ml/kg
5. Rest: Glukose 10 bis 20%		15 bis 20 g/kg
6. Elektrolyte NaCl	2 bis 3 mval/kg	4 bis 6 mval/kg
K	1 bis 2 mval/kg	2 bis 3 mval/kg
7. Eventuell Ca, Mg, Vitamine		
8. Langzeit: Fe, B$_{12}$, Spuren-Element		

Solange eine negative Stickstoffbilanz besteht, wird Gewebeeiweiß abgebaut. Das führt beim Neugeborenen rasch zum Absinken des Serumeiweißes und dadurch zur Erniederung des onkotischen Druckes. Dieser wird am besten durch Human-Albumin 10 ml/g oder Plasmalösung 10 bis 20 ml/kg ausgeglichen.

Der hohe *Eiweißbedarf* des Säuglings (2,5 bis 3 g/kg) kann durch Aminosäurelösungen allein kaum gedeckt werden. Für das Erzielen einer positiven N-Bilanz ist eine minimale Zufuhr von 50 Kal./kg beim Säugling und 30 Kal./kg beim Kleinkind notwendig, wenn gleichzeitig 0,1 g/kg N$_2$ in Form von Aminosollösungen gegeben werden (SCHAERLI).

Die *Fett*emulsionen haben sich wegen ihres hohen kalorischen Wertes und ihrer eiweißsparenden Wirkung heute allgemein durchgesetzt.

Auf die *Diätetik* mit fettfreien, fettarmen, disaccharid- und/oder glutenfreien Diät- und Heilnahrungen kann in diesem Rahmen nicht näher eingegangen werden.

Die Zukunft liegt sicher in der Weiterentwicklung der derzeit schon zur Verfügung stehenden *bilanzierten, aufgespaltenen, synthetischen Ernährungspräparate* (Vivasorb, Biosorbin MCT, Vivonex HN, Codelid-72-H usw.). Nach unseren bisherigen Erfahrungen (Vivasorb) bestehen die Probleme in Hinsicht auf die Anwendung dieser Erzeugnisse nach ausgedehnter Dünndarmresektion in ihrem niedrigen Proteingehalt und niedrigen Gehalt an essentiellen Fettsäuren (Vivasorb 0,2%) bei gleichzeitiger hyperosmolarer Wirkung durch den hohen Kohlehydrat-Anteil. Infolge dieser Tatsache kommt es zu einer weiteren Beschleunigung der Darmpassage und damit zu einer fraglichen Resorption der aufgespalten angebotenen Substanzen.

In den letzten Jahren hat sich die Überlebenschance der Kinder, bei denen aus den verschiedensten Gründen eine ausgedehnte Dünndarmresektion durchgeführt werden mußte, entscheidend verbessert. Die Gründe dafür liegen in der verbesserten präoperativen Versorgung und anästhesiologischen Betreuung, vor allem aber in der Anwendung der langdauernden parenteralen Ernährung und dem funktionsgerechten diätischen Aufbau mit den heute zur Verfügung stehenden Heilnahrungen, Diätpräparaten und der bilanzierten synthetischen Ernährung. In jedem einzelnen Fall wird die Zusammenarbeit des Kinderchirurgen mit dem Pädiater, dem Anästhesisten und dem Ernährungsphysiologen für die Erzielung guter postoperativer Erfolge unerläßlich sein.

Literatur

Conn, R.: The short bowel syndrome. Ann. Surg. **175**, 803—814 (1972).

Deutsch, E., und G. Geyer: Laboratoriumsdiagnostik. Berlin: A. Steinkopf, 1969.

Hartmann, G., und H. Berger: Parenterale Ernährung. Wien: H. Huber.

Helge, H.: Minderwuchs nach Operationen am Dünndarm. Mschr. Kinderheilk. **113**, 4, 321—323 (1965).

Knutrud, O.: The Water and Electrolyte Metabolism in the Newborn Child after Major Surgery. Oslo: Universitetsforlaget. 1965.

Kuffer, F.: Zum Problem der subtotalen Dünndarmresektion beim Säugling. Z. Kinderchir. **1**, 39—55 (1965).

Lindquist, B.: Contaminated small bowel syndrome. Jahrestagung der Österreichischen Gesellschaft f. Kinderheilkunde in Linz 1973.

Mangold, R.: Neuere Untersuchungen des Magendarmtraktes. Päd. Fortbildungskurse **7—8**, 28 (1963).

Opitz, H., und F. Schmid: Handbuch für Kinderheilkunde, Band IV, Berlin—Heidelberg— New York: Springer, 1965.

Rickham, P. P., und J. H. Johnston: Neonatal Surgery. London: Butterworths, 1969.

Schaerli, A.: Parenterale Ernährung beim Säugling und Frühgeborenen. Symposion Innsbruck 1970.

Schreier, K.: Die diätetische Behandlung schwerer Enteropathien. Pädiatrie u. Pädol. **7**, 66—74 (1972).

Wilkinson, A. W.: Parenteral Nutrition. Symposion London 1971.

Anschrift des Verfassers: Prim. Dr. H. Lothaller, Kinderabteilung, N.Ö. Landeskrankenhaus, Weyprechtgasse 12, A- 2340 Mödling, Österreich.

Histologische Befunde nach experimentellen Dünndarmresektionen

Von

C. Förster

Chirurgische Universitätsklinik Mainz, Bundesrepublik Deutschland
(Direktor: Prof. Dr. F. Kümmerle)

Mit 4 Abbildungen

Zusammenfassung

Nach Resektion von bis zu 50% des Dünndarems junger Ratten wurde der Restdünndarm in Serienschnitten kontinuierlich untersucht und auf morphologische Veränderungen hinsichtlich des serösen Umfanges, der Stärke der Muskulatur, der Länge, der Anzahl der Zotten pro Querschnitt und des Oberflächenindex überprüft. Die statistische Auswertung und die Diskussion mit den Ergebnissen von Autoren, die sich mit demselben Problem beschäftigt haben, zeigte, daß bei den dünndarmresezierten Tieren eine echte Hyperplasie der Schleimhaut und der gesamten Darmwand sowie eine Zunahme der Zottenzahl entsteht. Somit konnte nachgewiesen werden, daß durch morphologische Veränderungen des Restdarmes aufgrund von Hyperplasie und Hypertrophie eine Restitutio ad integrum erreicht wird.

Summary

Histological Findings after Experimental Resections of the Small Intestine

The small intestine remaining after resection of up to 50% of the small intestine in young rats was studied continuously in serial sections. Morphological changes in the area of the serous surface, the strength of the musculature, the number and length of villi per section and the surface index were scrutinized. Statistical evaluation and the discussion (with the results of authors who have been concerned with the same problem) showed that a true hyperplasia of the mucosa and of the whole gut wall with an increase in the number of villi occurs in animals with a resectioned small intestine. Thus it could be demonstrated that functional integrity is restored by morphological changes in the residual gut which are based on hyperplasia and hypertrophy.

Ausgedehnte Resektionen von Dünndarm induzieren durch Einbuße sezernierender und resorbierender Darmoberfläche eine kompensatorische morphologische Veränderung am Restdarm. Systematische äquidistante morphologische Untersuchungen des Restdarms und eine statistische Auswertung der Ergebnisse führten zur genaueren Erkenntnis dieser Adaptationsvorgänge.

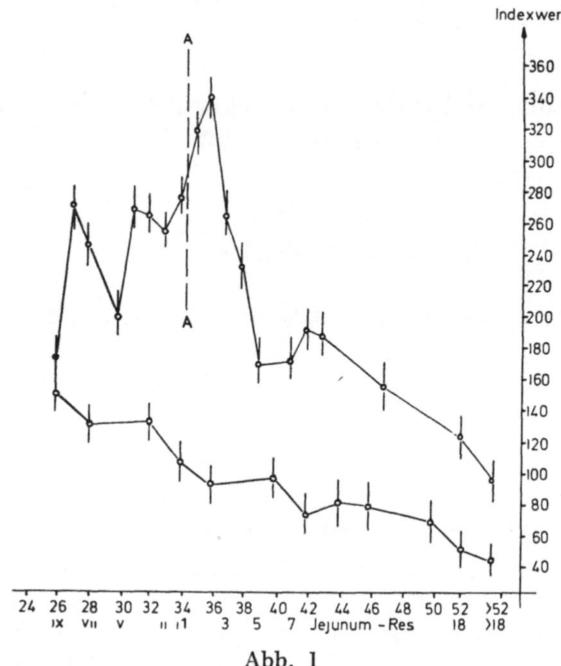

Abb. 1

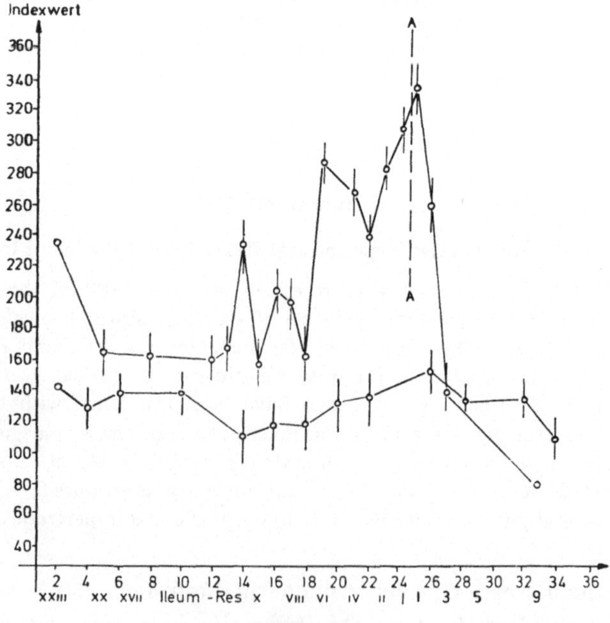

Abb. 2

An einer homogenen Versuchstiergruppe an 30 jungen erbgutreinen weißen Ratten wurde entweder das gesamte Ileum oder das Jejunum reseziert und die Kontinuität des Darmes durch eine End-zu-End-Anastomose wieder hergestellt.

Nach Ablauf von zehn Wochen wurde der Restdarm dieser Tiere sowie der Dünndarm einer gleichzahligen Versuchsgruppe entnommen, fixiert und in gleichen Abständen zu histologischen Präparaten von 7 µ Dicke aufgearbeitet. Schon bei der Entnahme des skelettierten Dünndarms imponierte eine deutliche

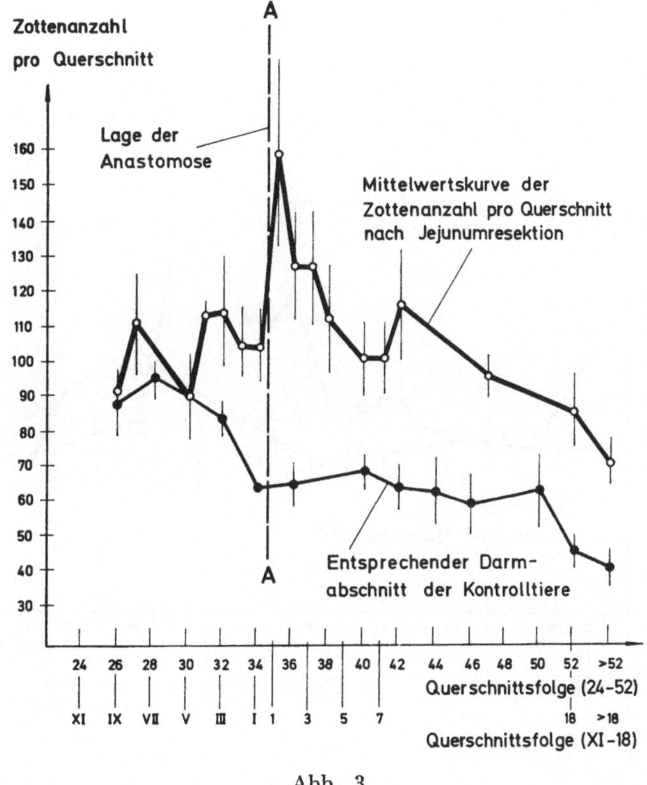

Abb. 3

Vergrößerung des Durchmessers der Restdarmanteile — sowohl bei jejunum- als auch ileumresezierten Tieren — gegenüber dem Kontrolltierdarm.

Die histologischen Präparate wurden nun genauen Messungen unterzogen, wobei uns folgende Parameter zur Beurteilung der morphologischen Veränderung bei den 50fach vergrößerten Schnitten interessierten.

1. *Der Umfang des serösen Deckzellenepithels.*
2. *Die Dicke der Darmwandmuskulatur.*
3. *Die Zottenlänge.*
4. *Die Anzahl der Zotten.*

Ergänzend führten wir folgende rechnerische Größen ein:

1. *Die Zottenzahl pro Querschnitt.*
2. *Den Oberflächenindex.*

Der Oberflächenindex war definiert als Produkt aus Zottenzahl pro Darmquerschnitt und durchschnittlicher Zottenlänge.

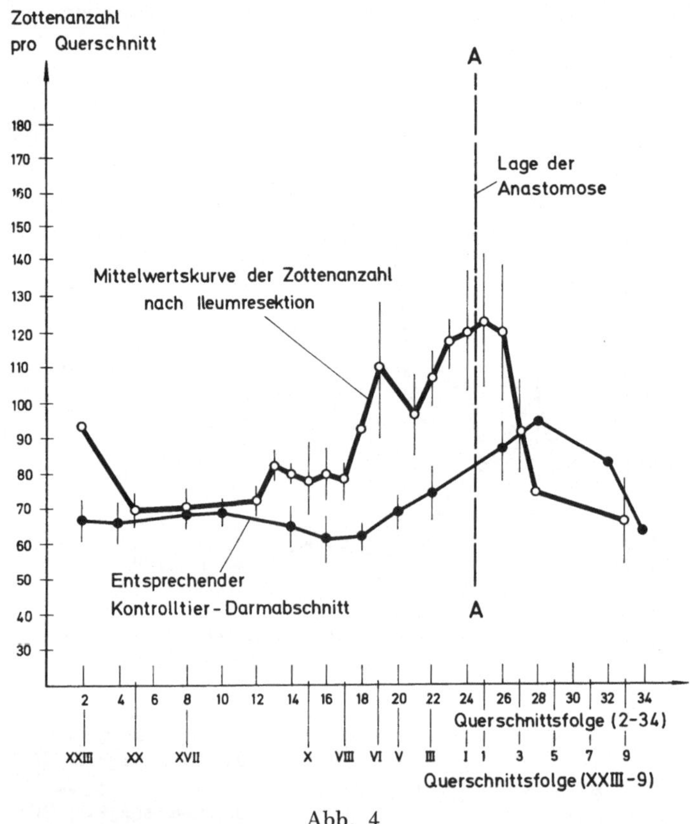

Abb. 4

Der Oberflächenindex lieferte uns bei geringer Fehleranfälligkeit eine befriedigende Vergleichsmöglichkeit der Darmschleimhautoberfläche. Abb. 1 zeigt die Mittelwertskurve der Oberflächenindizes bei jejunumresezierten Tieren (obere Kurve), verglichen mit der der Kontrolltiere. Eine deutliche Zunahme der Restdarmoberfläche, vom Pylorus an beginnend, läßt sich feststellen. Bei Schnitt IX liegt der Indexwert bei 170; unmittelbar hinter der Anastomose bei Schnitt 2 bei 340. Der Indexwert verringert sich von dort allmählich, ist aber vor dem Übergang in das Coecum noch doppelt so groß wie an den korrespondierenden Darmabschnitten der Kontrolltiere.

Abb. 2 zeigt einen entsprechenden Anstieg der Oberflächenindizes bei ileumresezierten Tieren gegenüber den Kontrolltieren. Man findet einen Anstieg der Werte bis Schnitt 1 auf 330, danach folgt ein abrupter Abbruch (Ende des Dünndarms).

Abb. 3 und 4 zeigen die Mittelwertskurven der rechnerischen Größe „Zottenzahl pro Querschnitt" bei jejunum- bzw. ileumresezierten Tieren im Vergleich zu den entsprechenden Darmabschnitten der Kontrolltiere. Bei den Kontrolltieren bleibt die Zottenzahl im Anfangsdrittel der gesamten Dünndarmlänge nahezu konstant, steigt in seinem mittleren Drittel bis auf eine Anzahl von 95, um dann vom Beginn des letzten Drittels bis zur Einmündung in das Coecum wieder auf etwa 50 Zotten pro Querschnitt abzusinken. Dagegen zählt man bei den jejunumresezierten Tieren (Abb. 3) eine zunehmende Zahl von Zotten pro Querschnitt (bei Schnitt 2 mit 160 Zotten das Maximum). Bei ileumresezierten Tieren (Abb. 4) erhöht sich im Vergleich zu den Kontrolltieren die Zahl der Zotten im Rattendarm erst vom Beginn des zweiten Viertels an.

Man kann hier eine Fähigkeit bei jungen Individuen, die noch in intensiver Wachstumsphase stehen, vermuten, nämlich, daß der Verlust großer Darmabschnitte durch morphologische Veränderungen weitgehend kompensiert werden kann. Diese Vermutung hilft auch bei der Erklärung unterschiedlicher Ergebnisse anderer Autoren. Bochkov, Nygaard, Skala, Dowling und Booth hatten sich mit der Untersuchung solcher Veränderungen am Restdarm bei Ratten befaßt. — Nur kleine Versuchstierzahlen oder die Auswahl meist älterer Individuen oder die Beschränkung auf eine oft nur stichprobenhafte histologische Aufarbeitung ist als Grund für unterschiedliche Ergebnisse anzusehen. — Die Vermutung, daß die Fähigkeit morphologischer Kompensation mit Zunahme des Alters der Versuchstiere abnimmt, wurde auch von Nylander und Ohlerud sowie von Nygaard und Derblom geäußert. Auch an Hundewelpen (Clatworthy) und an Ferkeln (Rickham) wurden entsprechende Versuche durchgeführt. Rickham beobachtete bei Relaparotomie eines 18 Monate alten Kindes, dessen Dünndarm kurz nach der Geburt weitgehend reseziert worden war, eine enorme Zunahme an Umfang und Länge des Darmes.

Durch die Analyse morphologischer Strukturänderungen und ihrer statistischen Auswertung konnten wir nachweisen, daß es bei jungen darmresezierten Tieren zu ausgeprägten Kompensationsvorgängen kommt.

Literatur

Bochkov, N. P.: Morphological and physiological changes in the small intestine of the dog after its partial resection. Bull. Exper. Biol. Med. **46**, 1261 (1958).
— Morphological changes in the jejunum and ileum of rats after wide resection of the small intestine. Bull. Exper. Biol. Med. **47**, 339 (1959).
Booth, C. C., K. T. Evans, T. Menzies and D. F. Street: Intestinal hypertrophy following partial resection of the small bowel in the rat. Brit. J. Surg. **46**, 403 (1959).
Clatworthy, H. W., R. Saleby and C. Lovingood: Extensive small bowel resection in young dogs: its effect on growth and development. Surgery **32**, 341 (1952).
Derblom, H., G. Nylander and S. Olerud: Absorption and liver function following extensive resection of the small intestine in the rat. Acta Chir. Scand. **123**, 57 (1962).

Dowling, R. H., and C. C. Booth: Structural and functional changes following small intestinal resection in the rat. Clin. Sci. **32**, 139 (1967).

Dowling, R. H., E. O. Riecken, J. W. Laws and C. C. Booth: The intestinal response to high bulk beeding in the rat. Clin. Sci. **32**, 1 (1967).

Förster, Ch., S. Hofmann *et al.:* Experimentelle Untersuchungen über morphologische Veränderungen im Restdarm junger Ratten nach Resektion großer Dünndarmabschnitte. Z. Kinderchir., im Druck.

Hofmann, S.: Experimentelle Studien an gegengeschalteten Dünndarmsegmenten zur Therapie des Short-bowel-Syndrom, 1, Teil. Bruns' Beitr. klin. Chir. **219**, 764 (1972).

— Experimentelle Studien an gegengeschalteten Dünndarmsegmenten zur Therapie des Short-bowel-Syndrom, 2. Teil. Bruns' Beitr. klin. Chir. **220**, 88 (1973).

Rickham, P. P.: Ausgedehnte Dünndarmresektion bei Neugeborenen. Z. Kinderchir., Suppl. zu **5**, 2 (1968).

— Massive small intestinal resection in newborn infants. Hunterian Lecture Delivered at the Royal College of Surgeons of England. Ann. Roy. Coll. Surg. Engl. **41**, 480 1967).

Rickham, P. P., and A. H. Johnston: Neonatal Surgery, London: Butterworth, 1969.

Skala, I., T. Hromadkova and I. Skala: Hypertrophy of the small intestine after its partial resection in the rat-size of mucosal surface. Digestion **2**, 23 (1969).

Sygaard, K.: Resection of the small intestine in rats. III. Morphological changes in the inestinal tract. Acta Chir. Scand. **133**, 233 (1967).

— Resection of small intestin in rats. IV. Adaptation of gastrointestinal motility. Acta Chir. Scand. **33**, 407 (1967).

Sylander, G., and S. Olerud: Intestinal adaptation following extensive resection in the rat. Acta Chir. Scand. **123**, 51 (1962).

Zollinger, H. U.: Pathologische Anatomie, Bd. I, S. 82. Stuttgart: George Thieme, 1968.

Anschrift des Verfassers: Dr. C. Foerster, Chirurgische Universitätsklinik, Langenbeckstraße 1, D-6500 Mainz, Bundesrepublik Deutschland.

Ausgedehnte Dünndarmresektionen (Fallbericht)

Von

R. Nollert

Kinderchirurgische Klinik der Städtischen Krankenanstalten Bremen, Bundesrepublik
Deutschland
(Direktor: Prof. Dr. F. REHBEIN)

Zusammenfassung

Es wird über 5 Neugeborene berichtet bei denen auf Grund verschiedener Ursachen
ausgedehnte Darmresektionen vorgenommen werden mußten, die Restdarmlängen be-
trugen 33, 40, 49, 60, 65 cm. 2 Kinder sind an Sepsis verstorben, 1 an Pneumonie.
1 lebt nach 6 Jahren, 1 lebt nach 4 Monaten. Auf die Gefährlichkeit des Cava-Katheters
für die Entstehung der Sepsis wird hingewiesen.

Summary

Extensive Resection of the Small Intestine (Case Report)

For various reasons extensive resection of the intestine had to be undertaken in
five neonates. The lengths of the residual intestine were 33, 40, 49, 60 and 65 cm.
Two children died of sepsis, one of pneumonia, one is still living after six years and one
is still alive after four months. There is a danger that the cava catheter may give rise
to sepsis.

Im folgenden soll über fünf Fälle aus der Kinderchirurgischen Klinik,
Bremen, von 1966 bis 1973 berichtet werden. Es handelt sich um 5 Neugeborene, und zwar um 3 Kinder mit einem Geburtsgewicht zwischen 3300 und
3650 g und 2 Kinder mit einem Geburtsgewicht von 2450 und 2800 g, die im
Alter von 12 bis 48 Stunden operiert wurden.

Als Ursache der ausgedehnten, zum Teil subtotalen Dünndarmresektionen
lagen in drei Fällen ausgedehnte Dünndarmnekrosen bzw. eine hämorrhagische
Infarcierung infolge Volvulus und Malrotation bzw. eine Mesenterialarterien-
thrombose vor. In einem weiteren Fall bestanden multiple Dünndarmatresien
und im fünften Fall fand sich ein 14 cm langes, verbackenes, aus einer Om-
phalocele heraushängendes Darmpaket, das sich aus dem gesamten Ileum, Coecum,
Colon ascendens und halben Colon transversum zusammensetzte.

Es mußten reseziert werden:

a) 1 × Jejunum und oberes Ileum
b) 1 × Teiljejunum − ganzes Ileum ohne Bauhinsche Klappe
c) 1 × Teiljejunum − ganzes Ileum *mit* Bauhinscher Klappe
d) 1 × ganzes Ileum − Coecum *mit* Bauhinscher Klappe
e) 1 × ganzes Jejunum − ¹/₂ Duodenum.

Als Restdünndarmlänge wurde bei der Operation gemessen:

a) Kind Go.: 49 cm — lebt — gedeiht gut — noch stationär, 4 Monate.
b) Kind Ru.: 33 cm — lebt — jetzt 6 Jahre alt.
c) Kind Ro.: 65 cm + verstorben mit 4¹/₂ Monaten — Sepsis
d) Kind Gr.: 40 cm + verstorben mit 9 Wochen — Sepsis
e) Kind We.: etwa 60 cm + verstorben mit 5 Monaten — Pneumonie

Postoperativ erfolgte die parenterale Ernährung mit Glukose-Elektrolyt-Gemischen (10% Glukose), sowie Aminosäurelösungen mit einer Eiweißzufuhr von 2 bis 2,5 g/kg Körpergewicht und Fettlösungen (Intralipid bzw. Lipofundin 10%) — 1 bis 1,5 g/kg Körpergewicht bei gleichzeitigem oralem Nahrungsaufbau, und zwar bei den beiden heute noch lebenden Kindern bis zur 12. bzw. 15. postoperativen Woche, während bei den drei verstorbenen Kindern während fast der gesamten Lebenszeit eine zumindest zusätzliche, wenn nicht zum überwiegenden Teil parenterale Kalorienzufuhr notwendig war.

Die parenterale *Fettzufuhr* war je nach Verträglichkeit, Zustand des Kindes bzw. Auftreten von Nebenwirkungen unterschiedlich.

Z. B. erhielt das erste lebende Kind (jetzt 6 Jahre) bis zum 6. Lebensmonat regelmäßig Fettinfusionen (1 g/kg Körpergewicht). Nach 6wöchiger Lipofundingabe trat ein Ikterus mit Bilirubinanstieg bis 12,4 mg%, Transaminasenerhöhung und Lebervergrößerung auf, wobei sich diese Veränderungen nach Absetzen des Lipofundins wieder zurückbildeten, so daß 5 Wochen später die Weitergabe ohne Komplikationen fortgeführt werden konnte.

Das zweite lebende, zur Zeit noch stationär behandelte Kind erhielt von der 4. bis 13. postoperativen Woche (= 9 Wochen lang) im allgemeinen regelmäßig täglich 1 bis 1,5 g Lipofundin/kg Körpergewicht. In der 9. Infusionswoche veranlaßte uns eine Transaminasenerhöhung ohne Serum-Bilirubinanstieg und ohne Lebervergrößerung zum Absetzen der parenteralen Fettzufuhr. Nach zehn Tagen waren die Transaminasen wieder im Normbereich.

Bei einem dritten, im letzten Jahr verstorbenen Kind konnte wegen schlechtester peripherer Venenverhältnisse, rezidivierender Fieberschübe, zweimaliger Sepsis bzw. Bakteriämie bei Vena-cava-Katheder nur sporadisch Fett parenteral zugeführt werden.

Die beiden übrigen Kinder erhielten komplikationslos Fettinfusionen über längere Zeit.

Einen *Vena-cava-Katheter* zur parenteralen Ernährung, der jedoch wegen Sepsis bzw. Bakteriämie bei zwei Kindern nach 10 bis 14 Tagen entfernt werden mußte, erhielten drei Kinder. Bei unserem jetzt noch stationär behandelten Kind lag dieser Katheter 25 Tage ohne klinisch manifeste Komplikationen. Bei einem Kind führte die wahrscheinlich katheterbedingte Sepsis zum Tode.

Den Zeitpunkt des *Beginns des oralen Nahrungsaufbaus* machten wir vom Vorhandensein und der Menge eines Magenrefluxes abhängig und lag beim 4. bis 17. postoperativen Tag.

Eine fast ausschließlich *orale Ernährung* war bei den beiden überlebenden Kindern ab 3 bzw. $3^1/_2$ Monaten möglich, während die übrigen drei Kinder nicht ausreichend oral ernährbar waren, so daß diese, wie bereits erwähnt, zusätzlich oder überwiegend parenteral ernährt werden mußten.

Die oralen Nahrungsaufbauversuche erfolgten mit:

Karotten/(-Suppe)/Reisschleim/Eledon/Biosorbin MCT/und Vivasorb in verschiedener Verdünnung, wobei sich bei uns der Aufbau über Karotten/Reisschleim und Eledon bewährt hat.

Die *Kalorienzufuhr* wurde so schnell und so weit es eben möglich war vom Minimalbedarf von 70/80 Kal./kg Körpergewicht auf höhere Werte gesteigert, was oft nur nach Wochen und Monaten gelang und wobei eine Hyperalimentation mit 120 bis 130 Kal./kg nur bei den beiden überlebenden Kindern erreicht wurde.

Als typisches Verhalten nach Dünndarmverkürzung traten infolge Verminderung der Absorptionsoberfläche und Beschleunigung der Darmpassage sowie bei Angebot größerer Mengen osmotisch wirksamer Substanzen (z. B. Vivasorb, auch in höherer Verdünnung) rezidivierend wäßrig-dünne Stühle auf mit akuter Störung der Wasser-Elektrolytbilanz.

Ein Kind, das wir im letzten Jahr verloren, machte uns besondere Sorgen, da es rezidivierend akute enteritische Erscheinungen bot:

Im Stuhl waren nachgewiesen worden:　　Ps. Pyocyanea
　　　　　　　　　　　　　　　　　　　　　Enterokokken
　　　　　　　　　　　　　　　　　　　　　Staphylokokken (?)
　　　　　　　　　　　　　　　　　　　　　Sproßpilze

Es bestand hier sicher ein fließender Zusammenhang zwischen der Abwehrschwäche, pathogener Keimbesiedelung des Darmes, antibiotischer Behandlung (z. B. wegen Sepsis) und damit gestörter Darmflora und hierdurch bedingter Enteritis bei Störung der Mukosazellen einerseits, sowie Resorptionsstörung und beschleunigter Darmpassage infolge Darmverkürzung andererseits.

Eine operative *Darmpassageverlangsamung* wurde nicht versucht; medikamentös gaben wir Reasec und Opium-Tropfen.

Zur Entwicklung: Das Geburtsgewicht war in drei Fällen nach $3^1/_2$ bis 4 Monaten erreicht worden, eine Gewichtsverdoppelung bei dem einen überlebenden Kind im Alter von 12 Monaten. (Das zur Zeit noch behandelte Kind ist noch nicht so weit — es ist jetzt 4 Monate alt und wiegt über 4400 g bei einem Geburtsgewicht von 3300 g und einem steilen Gewichtsanstieg in letzter Zeit von täglich rund 20 g.) Von einem Gedeihen der beiden lebenden Kinder kann man ab der 8. bis 10. Lebenswoche sprechen. Die Maße des einen Kindes lagen im Alter von 3 Jahren mit 12 kg Körpergewicht und 90 cm Länge deutlich im unteren Normbereich.

Die *Todesursache* waren Sepsis (2) und Pneumonie (1) bei chronischer Gedeihensstörung, hochgradiger Dystrophie und allgemeiner Abwehrschwäche.

Anschrift des Verfassers: Dr. R. NOLLERT, Kinderchirurgische Klinik der Städtischen Krankenanstalten, Friedrich-Karl-Straße, D-2800 Bremen, Bundesrepublik Deutschland.

Die subtotale Dünndarmresektion beim Neugeborenen und Säugling

Ergebnis einer Rundfrage

Von

A. Flach, R. Bähr und **K. H. Nissen**

Beteiligte Kliniken

(in Klammern Namen der Kliniksdirektoren)
und Mitarbeiter

Kinderkrankenhaus Rothenburgsort, Hamburg (Dr. I. Petersen): Dr. U. Engel.

Chirurgische Universitätsklinik Heidelberg, Kinderchirurgische Abteilung (Prof. Dr. R. Daum): Prof. Dr. W. H. Heiss, Prof. Dr. R. Daum.

Queen Mary's Hospital for Children, Carshalton/Surrey (H. B. Eckstein M. A., M. D., M. CH., F. R. C. G.).

Universitätskinderklinik Mainz (Prof. Dr. U. Köttgen) und Chirurgische Universitätsklinik (Prof. Dr. F. Kümmerle): Prof. Dr. P. Emmrich, Prof. Dr. S. Hofmann.

Kinderchirurgische Klinik der Universitäts-Kinderklinik München (Prof. Dr. W. Ch. Hecker): Dr. J. Engert, Dr. A. Holschneider, Dr. F. Höpner, Dr. J. Schaub.

Städtisches Krankenhaus München-Schwabing, Kinderchirurgische Abteilung (Prof. Dr. H. Singer): Dr. J. Hüetlin.

Kinderchirurgische Klinik der Städtischen Krankenanstalten Dortmund (Dr. H. Würtenberger): Dr. H. Möller.

Chirurgische Universitätsklinik Tübingen, Kinderchirurgische Abteilung (Prof. Dr. A. Flach) und Universitätskinderklinik Tübingen (Prof. Dr. J. Bierich): Dr. R. Bähr, Dr. K. H. Nissen und Dr. P. Osswald.

Statistische Auswertung und Manuskript: Dr. R. Bähr und Prof. Dr. A. Flach, Dr. K. H. Nissen (Tübingen).

Zusammenfassung

Es wird über das Ergebnis einer Umfrage aus 8 Kliniken und über 36 Fälle von Kindern mit ausgedehnter Dünndarmresektion berichtet.

Die Ursachen für die Darmresektion waren Atresie und Stenose in erster Linie, dann Volvulus und an letzter Stelle die nekrotisierende Enteritis. Die Längenmessung des Restdarmes wurde nur bei 8 Patienten mit dem Maßband gemessen.

Bei den anderen keine Angabe über die Meßmethode. Einzeitige Operation 26 ×, 10 × zweizeitige Operation Chirurgische Maßnahmen zur Passageverlangsamung wurden nicht angewendet. Die häufigste einheitliche Todesursache waren Sepsis oder pulmonale Komplikationen. Nur 2× war die Todesursache eine echte Malabsorption. Die Hauptschwierigkeit in der postoperativen Phase liegt in der genügenden parenteralen Kalorienzufuhr und den Komplikationen durch die Cava-Kathetersepsis.

Summary

Subtotal Resection of the Small Intestine in Neonates and Infants.
Result of an Inquiry

A circular was sent to eight clinics and 36 cases of children with extensive resections of the small intestine are reported.

The reasons for the resections of the intestine were atresia and stenosis in the largest number of cases, then volvulus and lastly necrotizing enteritis. The residual intestine was measured with the measuring tape in only eight cases. The method of measurement in the other cases was not given. Surgery was unilateral in 26 cases and bilateral in ten. Surgical measures to slow passage were not used. The most frequent single causes of death were sepsis or pulmonary complications. The cause of death was a true malabsorption in only two cases. The main difficulties in the postoperative phase are ensuring adequate parenteral uptake of calories and the complications due to cava-catheter sepsis.

Das Krankheitsbild der ausgedehnten Dünndarmresektion im Neugeborenen- und Säuglingsalter ist relativ selten. Der einzelne überblickt deshalb meist nur wenige eigene Fälle. Umfassendere Informationen über die vielfältigen Probleme dieses Krankheitsbildes sollten durch eine Fragebogenaktion zusammengetragen werden, deren Ergebnisse hier besprochen werden sollen.

An der Umfrage haben sich die eingangs aufgeführten acht Kliniken beteiligt. Dabei wurden 36 Kinder mit ausgedehnter Dünndarmresektion erfaßt.

Die Frage nach der umstrittenen Definition einer subtotalen Dünndarmresektion wurde nicht einheitlich beantwortet: Drei Kliniken gebrauchen diesen Terminus bei einer Restdünndarmlänge bis maximal 50 cm, zwei Kliniken bis 75 cm, eine Klinik auch bei über 100 cm und zwei Kliniken wollten sich nach dem von uns vorgelegten Schema nicht festlegen.

Bei den 18 Knaben und 18 Mädchen, die reseziert wurden, handelte es sich acht mal um eine Frühgeburt, sechs mal war das Geburtsgewicht unter 2500 Gramm.

Atresie und Stenose wurden als Ursachen der Resektion am häufigsten genannt, gefolgt vom Volvulus, meist verbunden mit Malrotation. An dritter Stelle kam die Enteritis necroticans. Wir selbst erlebten ein Kind mit einer nahezu totalen Dünndarmnekrose, wobei die Sektion als Ursache der Nekrose eine schwerste Arteriosklerose des gesamten Gefäßsystems ergab (s. Tab. 1).

Eine schwere Peritonitis bestand in 17 Fällen bereits präoperativ. Zusätzliche Organerkrankungen lagen in 11 Fällen vor.

Entsprechend der Einteilung von BOOTH wurde zwischen proximaler und distaler Resektion unterschieden. Proximale Resektionen wurden 13 mal durchgeführt, distale Resektionen 20mal, die Bauhin'sche Klappe wurde in 10 Fällen mitreseziert (s. Tab. 2).

Die Längenmessung des Darmes wurde nur bei acht Patienten mit einem Meßband oder mittels Abrollmethode jeweils antimesenterial durchgeführt. Bei den anderen Patienten war die Meßmethode nicht angeführt oder der restliche Dünndarm geschätzt worden. Die Bestimmung der Dünndarmlänge wird wohl kaum exakt durchführbar sein, da sie unter anderem vom Kontraktionszustand des Darmes abhängig und der Operateur meist kaum gewillt ist, länger dauernde Meßmanöver bei den schwerkranken Kindern durchzuführen.

Tabelle 1. *Ursache ausgedehnter Dünndarmresektionen bei 36 Kindern*

13 × Atresie und Stenose
11 × Volvulus
 5 × Enteritis necroticans
 2 × Gastroschisis
 1 × Meconium-Ileus
 1 × Strangulations-Ileus
 3 × andere Ursachen

Tabelle 2. *Ausdehnung der Resektion*

11 × proximale Resektion, Bauhin'sche Klappe erhalten
12 × distale Resektion, Bauhin'sche Klappe erhalten
 2 × proximale Resektion, Bauhin'sche Klappe reseziert
 8 × distale Resektion, Bauhin'sche Klappe reseziert
 3 × nicht angegeben

Tabelle 3. *Operatives Vorgehen*

21 × End-zu-End-Anastomose
 5 × doppelte Enterostomie mit Resektion des erkrankten Darmes
 4 × End-zu-Seit-Anastomose
 2 × Seit-zu-Seit-Anastomose
 1 × Bishop-Koop-Plastik mit Resektion
 1 × Anus praeter ohne Resektion
 2 × keine Angaben

Bei 26 Patienten wurde in einer Sitzung der erkrankte Darm entfernt und die Darmkontinuität wiederhergestellt. Zehnmal wurde zweizeitig vorgegangen. Die Art des operativen Vorgehens zeigt Tab. 3. In der überwiegenden Mehrzahl der Fälle wurde die Darmkontinuität durch End-zu-End-Anastomose wiederhergestellt.

Chirurgische Maßnahmen zur Passageverlangsamung in Form eines oder mehrerer antiperistaltischer Segmente, künstlicher Sphinkteren, einer Vagotomie und Pyloroplastik wurden bei keinem Kind weder primär noch sekundär durchgeführt. Eine medikamentöse Verlangsamung der Darmtätigkeit wurde nur bei fünf Patienten versucht. Eine Entlastung des Magen-Darm-Traktes wurde in den meisten Fällen durchgeführt; bei 11 Patienten in Form einer Gastrostomie, bei 19 Kindern wurde kontinuierlich bzw. nach Bedarf nasal abgesaugt. Eine Magensaftanalyse war postoperativ nur in den seltensten Fällen durchgeführt worden. Bei 33 Kindern fanden sich in den Fragebögen hierüber keine Angaben, zweimal wurden normazide, einmal hyperazide Werte bestimmt.

Der postoperative Verlauf (s. Tab. 4) war in zehn Fällen durch chirurgisch-technische Komplikationen beeinträchtigt, die bei einem Patienten durch Nahtinsuffizienz zum Tode führte. Es überlebten 16 Kinder, 20 Kinder verstarben (Tab. 5). Es wurde versucht, die Gründe, die für den Tod der Kinder verantwortlich waren, herauszuarbeiten. In Tab. 6 sind Geburtsgewicht, präoperative Ausgangslage, zusätzliche Organerkrankungen, Ausdehnung der Resektion sowie der Restdarm aufgeführt. Mit Ausnahme des Parameters „Restdarm" sind keine signifikanten Unterschiede in den beiden Gruppen zu erkennen. Der Resektionsort, distal oder proximal, übte keinen wesentlichen Einfluß auf die Letalität aus. Bei den Überlebenden wurde in 13 Fällen die Bauhin'sche Klappe entfernt, gegenüber viermal bei den Verstorbenen. Die Absolutgröße „Restdarm" war allerdings bei den überlebenden Kindern größer. Hier stehen sieben Resektionen mit einer Restdarmlänge von unter 50 cm 13 Resektionen desselben Ausmaßes bei den verstorbenen Kindern gegenüber.

Tabelle 4. *Unmittelbar postoperative chirurgisch-technische Komplikationen*

4 × mechanischer Ileus
3 × Nahtinsuffizienz 1 × tödlich
1 × Platzbauch
1 × Nachblutung
1 × Relaparotomie (ungenügende Resektion)

Tabelle 5.

Gesamtzahl der Resezierten	= 36
Überlebende	= 16
Verstorbene	= 20

Tabelle 6. *Gegenüberstellung wichtiger Parameter*

	Überlebende	Verstorbene
Frühgeburt	3	5
Geburtsgewicht unter 2500 g	2	3
Peritonitis präoperativ	8	9
zusätzliche Organerkrankungen	4	7
Ausdehnung der Resektion	proximale Resektion 10	12
	distale Resektion 6	8
	Bauhin'sche Klappe entfernt 13	4
Darmrest	7 unter 50 cm	13 unter 50 cm

Eine Analyse der Todesursache ergab, daß nicht weniger als sechs der 20 Kinder an einer Sepsis Monate nach erfolgter Operation starben (Tab. 7 a). Bei diesen Kindern lag ein Vena-cava-Katheter, der als potentielle Quelle der Sepsis angesehen werden muß. Ein Kind starb im Schock nach einer Magenblutung, die 24 Stunden nach der Gabe von Lipofundin aufgetreten war. Der Schockzustand wurde mit der Lipofundingabe in Zusammenhang gebracht. Zwei Kinder starben an einer Malabsorption 1 Monat bzw. 3 Monate post operationem. Der Restdarm betrug jeweils 25 cm, das Operationsalter lag bei einem Tag bzw. drei Tagen. Die Kalorienzufuhr war in einem Fall mit 25 Kal. pro kg Körpergewicht und pro die ungenügend (Tab. 7 b).

Drei Kinder starben infolge einer Herzinsuffizienz Stunden bzw. Tage nach der Operation. Pulmonale Komplikationen führten in fünf Fällen zum Tode (Tab. 7 c), eine Hirnblutung, die durch Sektion bestätigt wurde, in einem Fall. Ein Kind starb, wie schon erwähnt, an den Folgen einer Nahtinsuffizienz (Tab. 7 d).

Aus dieser Zusammenstellung geht hervor, daß nur zwei Kinder an einer echten Malabsorption gestorben sind. Weiterhin zeigt es sich, daß Pneumonien bei den sehr abwehrgeschwächten Kindern oft tödlich verlaufen. Beachtenswert ist die hohe Komplikationsrate der Vena-cava-Katheter-Therapie.

Der postoperative Verlauf bei den überlebenden Kindern war außerordentlich unterschiedlich (Tab. 8). Bei drei Kindern, die einen Darmrest von 50, 40 bzw. 20 cm aufwiesen, war der Krankenhausaufenthalt nicht länger als drei Monate. Bei diesen Kindern gestaltete sich der unmittelbar postoperative Verlauf völlig komplikationslos. Bei zwei Kindern wurde bereits nach drei Tagen mit der oralen Nahrungszufuhr begonnen, ohne daß profuse Durchfälle auftraten, die eine alleinige parenterale hochkalorische Nahrungszufuhr erforderlich gemacht hätten. Bei anderen Kindern hingegen, die einen ähnlich kurzen Restdarm auf-

A. Flach, R. Bähr und K. H. Nissen:

Tabelle 7 a. *Analyse der Todesursache I*

	Operations-alter	Restdarm	Todesursache
1	3 Tage	75 cm	Sepsis nach 1,5 Monaten durch Vena-cava-Katheter
2	1 Tag	15 cm	Sepsis nach 4 Monaten durch Vena-cava-Katheter Ateminsuffizienz
3	3 Monate	40 cm	Sepsis nach 7 Monaten durch Vena-cava-Katheter
4	3 Tage	35 cm	Sepsis nach 3 Monaten durch Vena-cava-Katheter
5	2 Tage	35 cm	Sepsis und Pneumonie nach 1 Monat
6	2 Tage	10 cm	Sepsis nach 4 Monaten durch Vena-cava-Katheter

Tabelle 7 b. *Analyse der Todesursache II*

	Operations-alter	Restdarm	Todesursache
7	2 Monate	70 cm	Tod 2 Monate post operationem durch Schock nach Lipofundingabe
8	3 Tage	28 cm	Malabsorption nach 1 Monat Kalorienzufuhr: 25 pro kg Körpergewicht pro die; Dauer der parenteralen Therapie: 2 Wochen
9	1 Tag	25 cm	Malabsorption nach 3 Monaten Kalorienzufuhr: 100 pro kg Körpergewicht pro die

Tabelle 7 c. *Analyse der Todesursache III*

	Operations-Alter	Restdarm	Todesursache
10	1 Tag	30 cm	Azidose, pulmonale Insuffizienz 5 Tg. post operationem
11	1 Tag	55 cm	Pneumonie nach 11 Tagen
12	1 Tag	40 cm	Bronchopneumonie nach 4 Monaten
13	1 Tag	20 cm	Pneumonie nach 3 Monaten
14	3 Monate	90 cm	Pneumonie nach 1 Monat
15	1 Tag	25 cm	Herzinsuffizienz nach 3 Wochen
16	1 Tag	?	Herzversagen 4 Stunden post operationem
17	16 Tage	0	Herzinsuffizienz nach 2 Tagen bei allgemeiner Arteriosklerose

Tabelle 7 d. *Analyse der Todesursache IV*

	Operations- alter	Restdarm	Todesursache
18	2 Tage	10 cm	Hirnblutung nach 2 Tagen
19	3 Tage	80 cm	Nahtinsuffizienz
20	4 Tage	?	nicht bekannt

Tabelle 8. *Verlauf bei den überlebenden Kindern*

	Darmrest	Dauer der ausschließlich parenteralen Therapie	Krankenhausaufenthalt	Somatogramm	
				Soll	Haben
1	50 cm	2 Wochen	8 Monate	10 Monate—3 Monate	
2	50 cm	$^1/_2$ Woche	24 Monate	$1^1/_2$ Jahre—5 Monate	
3	50 cm	1 Woche	3 Monate	9 Monate—6 Monate	
4	50 cm	1 Woche	18 Monate	3 Jahre—13 Monate	
5	22 cm	$^1/_2$ Woche	2 Monate	soll normal entwickelt sein	
6	50 cm	1 Woche	3 Monate	?	
7	?	$^1/_2$ Woche	7 Monate	20 Monate—13 Monate	
8	40 cm	3 Wochen	3 Monate	?	
9	26 cm	14 Wochen	7 Monate	$3^3/_4$ Jahre—3 Jahre	
10	70 cm	1 Woche	6 Monate	?	
11	40 cm	1 Woche	19 Monate	?	
12	20 cm	1 Woche	2 Monate	?	
13	120 cm	1 Woche	1 Monat	?	
14	?	1 Woche	2 Monate	$5^1/_2$ Jahre—$4^3/_4$ Jahre	
15	?	1 Woche	1 Monat	$12^1/_2$ Jahre—$11^1/_2$ Jahre	
16	?	?	?	?	

wiesen, war der Krankheitsverlauf äußerst langwierig. Es traten schwere Zeichen einer Malabsorption auf, zum Teil konnten die Kinder das Krankenhaus im Verlauf von zwei Jahren nach der Resektion nur tageweise verlassen. Die Ursache für dieses völlig konträre postoperative Verhalten konnte nicht geklärt werden. Da es sich um Kinder von verschiedenen Zentren handelt, darf man annehmen, daß es sich nicht um intraoperative Meßfehler gehandelt hat. Vielleicht ist es in diesen Fällen zu der so oft zitierten anatomischen Adaptation durch Längenwachstum des Darmes oder Zellhypertrophie gekommen. Durch Zweitoperation, Dünndarmsaugbiopsie oder Obduktion konnte in vier Fällen eine Adaptation durch geringes Längenwachstum festgestellt werden. In zwei eigenen Fällen hingegen wurde durch Saugbiopsie eine partielle Zottenatrophie festgestellt. In 28 Fällen gaben die Fragebögen über Adaptationsvorgänge keine Auskunft.

Die parenterale Therapie wurde in verschiedener Weise durchgeführt. Überwiegend wurden Kohlehydrate verabreicht, nur bei 13 Patienten wurde zusätzlich gelegentlich oder regelmäßig Fett gegeben. Wurde Fett verabreicht, dann meist in Form von Lipofundin.

Eine Klärung der Frage, wann die orale Kalorienzufuhr begonnen werden darf, konnte nicht erzielt werden. Zehnmal wurden keine Angaben gemacht, sechsmal wurde die Stuhlfrequenz als Kriterium genannt, nach Gutdünken wurde zweimal verfahren, sechsmal wurde einfach probiert und elfmal wurden andere Kriterien genannt.

Eine kritische Gewichtsgrenze, ab welcher ein offensichtlicher Fortschritt im Gedeihen des Kindes festgestellt werden konnte, wurde nur von wenigen Untersuchern genannt. Die postoperative Kalorienzufuhr in den ersten vier Wochen pro Tag und pro kg Körpergewicht schwankte zwischen 20 und 400 Kalorien. Es ist allerdings unklar, wie ohne Überinfusion 400 Kalorien erreicht werden konnten. Bei den meisten Kindern wurde postoperativ ein Eisen- bzw. Vitamin B 12- und Calcium-Mangel festgestellt. Entsprechende Substitutionen wurden durchgeführt.

Eine chologene Diarrhöe wurde nur in vier Fällen festgestellt. Es ist möglich, daß dieses Krankheitsbild als Ursache postoperativer Diarrhöen öfters festgestellt werden kann, wenn ex juvantibus Quantalan gegeben wird.

Wenn man zusammenfassend diese Ergebnisse betrachtet, so kann man trotz des individuell sehr unterschiedlichen Verlaufes nach Dünndarmresektionen doch ein positives Bild gewinnen. Die Hauptschwierigkeiten liegen offensichtlich in der genügenden parenteralen Kalorienzufuhr und den Komplikationen des Vena-Cava-Katheters in Form einer Sepsis.

Anschrift für Sonderdruckanforderungen: Chirurgische Universitätsklinik Tübingen, Kinderchirurgische Abteilung, Calwer-Straße 7, D-7400 Tübingen, Bundesrepublik Deutschland.

Klinische Ergebnisse ausgedehnter Darmresektionen beim Neugeborenen

Von

P. P. Rickham

Kinderchirurgische Abteilung der Universitätskinderklinik Zürich, Schweiz
(Direktor: Prof. Dr. P. P. Rickham)

Zusammenfassung

Es wird über die klinische Erfahrung bei Neugeborenen und Säuglingen mit Kurzdarmsyndrom aus den letzten 20 Jahren berichtet. In dieser Zeit hat das Problem eine beträchtliche Entwicklung durchgemacht. Derzeit kann festgestellt werden, daß mit Hilfe der parenteralen Ernährung prinzipiell alle Kinder auch mit nur wenigen Zentimeter Dünndarm am Leben erhalten werden können. Ein Weiterleben ist nur dann möglich und sinnvoll, wenn sich das Kind an die neuen Verhältnisse adaptieren kann.

Gewöhnlich ist dies kein Problem, wenn mehr als 50 cm Restdünndarm zurückbleibt. Operative Methoden zur Verlängerung der Darmpassage und Verbesserung der Resorption haben sich nicht bewährt, einen neuen Ausblick gibt die Dünndarmtransplantation.

Wesentlich ist für die Adaptation der Kinder an die orale Ernährung, daß die orale Ernährung stufenweise mit sogenannter Baustoffdiät aufgebaut wird.

Summary

Clinical Results of Extensive Gut Resections in Neonates

Clinical experience over the last 20 years in neonates and infants with the short-gut syndrome is reviewed. In this period there has been considerable development with respect to the problem. Today one can say that, basically, all children (even those with only a few cm of small intestine) can be kept alive by means of parenteral nutrition. Further life is only possible and meaningful if the child can adapt itself to the new situation. This is usually no problem if more than 50 cm of small intestine remains. Surgical methods of slowing the passage through the gut and of improving absorption have proved failures; transplantation of small intestine offers new prospects. For children to adapt to peroral feeding it is important that this be introduced stepwise with „gradual" diet.

Bei diesem Symposium wird das Problem der ausgedehnten Darmresektionen von vielen Seiten beleuchtet. Ich werde daher meine Ausführungen lediglich auf einige mir besonders wichtig erscheinende Punkte beschränken. Als erstes möchte ich kurz auf die Entwicklung unserer Kenntnisse und unseres Verständnisses des Problems des Kurzdarmsyndroms eingehen, da ich mich damit wahrscheinlich länger befaßt habe als die meisten Kinderchirurgen und die allerersten Anfänge der Entwicklung dieses Problems miterlebt habe. Zweitens werde ich kurz auf den heutigen Stand der klinischen Ergebnisse eingehen, die von mehreren anderen Rednern im Detail behandelt wurden, und drittens werde ich mich mit dem Problem der operativen Eingriffe zur Korrektur des Kurzdarmsyndroms bei Neugeborenen auseinandersetzen, da ich mit diesen Operationsmethoden durch mehrere Jahre Erfahrung gesammelt habe.

1. Die Entwicklung der Behandlungsmethoden beim Kurzdarmsyndrom

Die erstaunlich schnelle Entwicklung der Kinderchirurgie wird an diesem Problem illustriert. Noch 1955, also vor weniger als 20 Jahren, schrieb eine so große Autorität wie W. Potts, daß es unwahrscheinlich wäre, daß Neugeborene eine Resektion von mehr als 15% des Dünndarms überleben könnten. 1965 konnte Kuffer nur sechs neugeborene Patienten in der Weltliteratur finden, bei denen eine Dünndarmresektion von 65% oder mehr vorgenommen worden war. Seither haben viele Kinderchirurgen Erfolge bei ausgedehnten Dünndarmresektionen gehabt. Wir selbst hatten bereits 1967 neun Fälle mit weniger als 75 cm Restdarm nach Resektion, die die Operation überlebt hatten. Bei manchen von ihnen lag die Operation mehr als zehn Jahre zurück.

In den letzten fünf Jahren ist sehr viel über die ausgedehnte Dünndarmresektion und ihre Resultate publiziert worden. Man ist übereingekommen, daß das wichtigste prognostische Kriterium die absolute Länge des *zurückgebliebenen* Darmes ist. Patienten mit immer kürzerem Restdarm sind in der Literatur in den letzten Jahren beschrieben worden. Dazu muß bemerkt werden, daß es sehr schwierig ist, genaue Angaben über die Länge eines Stückes Darm während der Operation zu machen. Wir haben dazu in den frühen fünfziger Jahren einige Studien gemacht. Es hat sich dabei gezeigt, daß mit jeder Methode der intraoperativen Darmmessung eine sehr große Fehlerquelle in Kauf genommen werden muß, da der Darm ein muskuläres Organ ist und es außerordentlich auf den Zustand der momentanen Kontraktion des Darmes selbst und auf den Grad des Zuges von außen ankommt, wenn man seine Länge mißt. Daher erklärt sich, daß verschiedene Fälle mit geradezu unglaublich kurzen Restdarmsegmenten veröffentlicht wurden, die ohne Schwierigkeiten überlebt haben sollen. Diese Publikationen sind im nachhinein mit Kritik zu betrachten, besonders dann, wenn sie mit Röntgenbildern belegt sind, die beweisen, daß der Restdarm länger sein muß als das angegebene Maß.

2. Der heutige Stand der massiven Dünndarmresektion

Heute ist es ohne jeden Zweifel möglich, Kinder am Leben zu erhalten, bei denen der Dünndarm bis auf wenige Zentimeter Länge entfernt worden ist. Verschiedene Faktoren in der Therapie solcher Kinder haben diesen großen Erfolg ermöglicht. Vor allem ist es die parenterale Ernährung, die es erlaubt, diese Säuglinge nicht nur am Leben zu erhalten, sondern in vielen Fällen auch ein fast normales Wachstum und eine beinahe normale Gewichtszunahme zu gewährleisten.

Diese Erkenntnis ist nicht so neu, wie manchmal angenommen wird. Eine verbesserte Technik der parenteralen Ernährung ist dazu allerdings Voraussetzung. Wir haben bereits in den fünfziger Jahren in Liverpool als erste in Europa die Anwendung intravenöser Fettemulsionen zur parenteralen Ernährung versucht. Es gelang uns damit schon 1958 und 1959, Kinder mit einem Restdarm von 5 bzw. 10 cm über 29 und 61 Tage am Leben zu erhalten (RICKHAM 1968). Für heutige Verhältnisse ist dies nichts außergewöhnliches mehr. So konnten wir in Zürich ein Kind mit 20 cm Restdarm durch 68 Wochen mit vollständiger parenteraler Ernährung am Leben erhalten. Seine Wachstums- und Gewichtskurve war befriedigend. Im Kinderspital von Philadelphia (KOOP) hat so ein Kind mehr als zwei Jahre überlebt.

Der zweite Faktor, der die Überlebenschancen verbessert hat, ist der Fortschritt in der Methode der peroralen Ernährung solcher Kinder. Wir wissen heute, daß der Darm des Neugeborenen seine Absorptionsfunktionen nach ausgedehnten Darmresektionen in den ersten Wochen und Monaten seines Lebens außerordentlich verbessern kann. Die absorbierende Oberfläche wird durch eine Vergrößerung des Durchmessers des Darmes, durch eine Verlängerung und Arborisation der Villi und durch eine echte Hyperplasie der Mukosazellen (FLINT 1912, RICKHAM 1967) vermehrt. Ob auch beim Menschen ein kompensatorisches Längenwachstum des Darmes stattfinden kann oder nicht, ist noch unsicher. In Fällen, in denen ich die Gelegenheit hatte, bei einer Relaparatomie den Darm exakt zu messen, konnte ich fast keine außergewöhnliche Verlängerung des Dünndarmes finden. Wichtig ist die Erfahrung der letzten Jahre, daß man nur sehr vorsichtig und langsam mit dem Ernährungsaufbau beginnen darf. Man darf erst nur Wasser und Elektrolyte, dann Kohlehydrate in Form von Monosacchariden, dann Aminosäuren und zuletzt Fett geben. Das Fett soll in Form von mittelkettigen Fettsäuren (MCT) gegeben werden. Von großer Bedeutung ist die Erkenntnis, daß bei der geringsten Unachtsamkeit schwere Durchfälle entstehen, deren anatomisches Substrat eine vorübergehende Darmschleimhautatrophie mehr oder weniger ausgedehnten Grades sein kann. Weiters ist bedeutungsvoll, daß es Wochen, wenn nicht Monate, dauern kann, bis sich die Darmmukosa wieder normalisiert, wenn eine solche Atrophie einmal eingetreten ist. Wichtig ist weiterhin, daß in vielen Fällen nach ausgedehnten Dünndarmresektionen eine deutliche Hyperazidität im Restdarm vorhanden ist, die wahrscheinlich durch Gärung entsteht und die durch Beigabe von Alkali behoben werden muß. Ein großer Fortschritt ist schließlich in jüngster Zeit die Verabreichung einer „chemisch definierten Diät" von Bausteinen, unter dem Jargon-Namen „Space diet" oder „Astronautendiät" bekannt geworden.

Wenn es gelingt, solche Neugeborene über Wochen und Monate mit einem vorsichtigen peroralen Ernährungsaufbau aufzuziehen, ist es überraschend, daß sie schließlich vollständig kompensiert sind und als völlig normale Kinder heranwachsen können. Sie haben darüberhinaus eine normale Kohlehydrat-, Eiweiß- und Fettbilanz, auch wenn diese erst nach Wochen oder Monaten erreicht wird.

Diese Fähigkeit zur vollständigen Erholung fehlt größeren Kindern und Erwachsenen selbst nach Resektion von wesentlich kürzeren Darmsegmenten.

Die riesige Arbeit und der große finanzielle Aufwand, der bei der Pflege solcher Kinder eingesetzt werden muß, läßt unvermeidlich die Frage stellen, mit wieviel Restdarm ein Überleben überhaupt noch möglich ist. Dafür sind verschiedene Faktoren maßgeblich:

1. Der anatomische Teil des Restdünndarmes ist wesentlich (ein Stück Restileum ist wertvoller als ein Stück Jejunum);

2. Das Erhalten der Ileozökalklappe verbessert die Resorptionsfähigkeit des Dünndarmes;

3. Das Vorhandensein des Dickdarmes vermindert den Flüssigkeitsverlust wesentlich;

4. Es gibt zusätzlich große individuelle Variationen.

Unsere eigenen Erfahrungen haben gezeigt, daß die kritische Länge des Restdünndarmes um 20 cm liegen muß. Vereinzelte Beschreibungen von überlebenden Kindern mit wesentlich kürzerem Restdünndarm sind wahrscheinlich Irrtümer in der intraoperativen Längenmessung (Stauffer 1974).

3. Operative Eingriffe zur Korrektur des Kurzdarmsyndroms

Auf Grund dieser Schwierigkeiten ist es verständlich, daß man versuchte, durch operative Eingriffe die Darmpassage bei diesen Kindern zu verzögern und damit die Resorption zu verbessern. In den fünfziger und frühen sechziger Jahren ist eine Anzahl von Operationsmethoden in der angelsächsischen Literatur publiziert worden, die diesen Erfolg bringen sollten. In der angelsächsischen Literatur wird heute kaum mehr über diese Operationen und Erfolge berichtet. Bedauerlicherweise wird in solchen Fällen über negative Spätergebnisse kaum referiert. Das mag die Ursache dafür sein, daß diese Erkenntnis in der übrigen europäischen Literatur noch nicht ihren Niederschlag gefunden hat. Daher finde ich jetzt noch immer Publikationen über Operationsmethoden aus dieser Indikation, die wir schon seit Jahren wieder verlassen haben. Die angloamerikanischen Publikationen mit Korrektureingriffen zum Kurzdarmsyndrcm befassen sich fast ausschließlich mit Operationen beim Erwachsenen, sofern sie klinische Arbeiten sind.

Die meisten dieser Patienten hatten einen so langen Restdarm, daß es bei sachgemäßem Ernährungsaufbau von selbst zu einer Normalisierung der Resorption gekommen wäre. Tierversuche zu diesem Thema wurden ebenfalls hauptsächlich an erwachsenen Tieren durchgeführt. Die wenigen Forscher, die auch an neugeborenen oder sehr jungen Tieren Operationen durchgeführt haben, haben offenkundig die grundsätzliche Tatsache nicht zur Kenntnis genommen, daß schon CLATWORTHY 1957 gezeigt hatte, daß neugeborene Hunde Dünndarmresektionen bis zu 80% ihres Dünndarms überlebens können und normal aufwachsen.

Das bedeutet, daß solche Operationen zur Korrektur des Kurzdarmsyndromes erst dann Beweiskraft bekommen können, wenn bei neugeborenen Hunden mehr als 80% ihres Dünndarmes reseziert werden.

In der Anfangszeit meiner Beschäftigung mit dem Kurzdarmsyndrom habe ich die meisten dieser Operationsmethoden auch an Kindern ausgeführt. Die Ergebnisse waren außerordentlich unbefriedigend. Eine erste häufig vorgeschlagene Maßnahme ist die Vagotomie und Pyloroplastik zur Behandlung der gelegentlich vorhandenen Hyperazidität bei diesen Fällen, wie wir sie oben erwähnt haben. Ich habe die Operation viele Male durchgeführt, habe aber damit keine besseren Resultate erreicht als mit der Beigabe von Alkali per os.

Die von HAMMER *et al.* 1959 propagierte „Umkehr von Darmsegmenten" habe ich bei Säuglingen nur dreimal angewendet. Obwohl das Resultat bei der Bariumbreipassage im Röntgenbild recht gut war und sich die Darmpassage verlangsamte, so verminderten sich die Durchfälle in keiner Weise. Die Kinder erlitten jedoch von Zeit zu Zeit einen subakuten Ileus, der durch das umgekehrte Darmsegment bedingt war. Die Länge des umgekehrt eingepflanzten Darmabschnittes hatte darauf keinen entscheidenden Einfluß, der subakute Ileus ergab jedoch jedesmal eine gefährliche und auch subjektiv unangenehme Situation für die Kinder.

1971 publizierten HUTCHER und Mitarbeiter eine andere Methode. Sie interponierten Colon zwischen Magen und Dünndarm in der Hoffnung, daß das Colon den Großteil des Wassers aus dem Speisebrei absorbieren würde, bevor das Dünndarmrestsegment erreicht ist.

Die Vorstellung war, daß durch die erhöhte Konzentration der Nahrungsstoffe im Speisebrei eine verstärkte Resorption im Dünndarmrestsegment eintreten könnte. Experimentell hatten die Autoren einige Erfolge. Klinisch haben sie die Operation nie angewendet. Ich habe diese Operation einmal bei einem Kind versucht, jedoch ohne Erfolg.

CYVES hat 1968 am BAPS-Kongreß eine neue Operationsmethode angegeben. Er bildet eine Art Darmtasche, um damit eine verbesserte Resorption zu erreichen. Auf Grund der Erfahrungen mit dem Blind-Loop-Syndrom war ich gegenüber dieser Operationsmethode von vornherein skeptisch, ich habe sie daher selbst nie angewendet. Da ich über keine Spätergebnisse mehr hörte, trat ich mit Cyves in Kontakt. Er berichtete mir, daß er mit dieser Methode keine guten Dauererfolge gehabt hätte und nach vielen Versuchen zur Überzeugung gekommen sei, daß wahrscheinlich kein operativer Eingriff beim Neugeborenen eine Korrektur des Kurzdarmsyndroms ermöglicht.

4. Taktische Richtlinien bei extremen Dünndarmresektionen

Beim gegenwärtigen Stand der Entwicklung scheint es daher, daß man bei einem Restdarm von 20 cm und darüber alles daran setzen soll, den Patienten durch parenterale Ernährung und vorsichtigen stufenweisen peroralen Nahrungsaufbau mit „Bausteinen" am Leben zu erhalten und durchzubringen. Ob dies gelingt, hängt größtenteils vom Können der Ärzte und Schwestern und von einer dazu notwendigen Intensivpflegeabteilung ab. Der enorme Arbeits- und Kostenaufwand, der damit verbunden ist, zwingt aber dazu, diese Behandlungsmethode nicht extrem lange fortzusetzen. Bei Kindern, bei denen trotz aller Mühe keine Besserung während der ersten sechs Monate eingetreten ist, und bei Kindern, bei denen der Restdarm kürzer als 20 cm ist, sollte die Behandlung abgebrochen werden. Operative Eingriffe sollten zur Behandlung des Kurzdarmsyndroms nicht angewendet werden. Die einzige Lösung des Problems würde für diese Kinder in der Dünndarmtransplantation bestehen, über deren Stand Dr. Stauffer berichten wird.

Literatur

Clatworthy, H. W. Jr., R. Saleeby and C. Lovingood: Extensive small bowel resection in young dogs. Surgery **32**, 341 (1952).

Cyves, S.: The surgical management of massive bowel resection. J. Pediat. Surg. **3**, 740 (1968).

Flint, J. M.: The effect of extensive resection of the small intestine. Bull. Johns Hopkins Hosp. **23**, 127 (1912).

Hammer, J. M., P. H. Seay and R. L. Johnston: The effect of antiperistaltic bowel segments on intestinal emptying time. Arch. Surg. **79**, 537 (1959).

Hutcher, N. E., and A. M. Salzberg: Pre ileal transposition of the colon. Surgery **70**, 189 (1971).

Küffer, F., B. Friolet, O. Oetliker and M. Bettex: Darmfunktionsproben nach subtotaler Darmresektion beim Säugling. Helv. paediat. Act. **20**, 19 (1965).

Potts, J. W.: Intestinal resection in the newborn. J. Amer. Med. Ass. **157**, 627, A 55.

Rickham, P. P.: Massive small intestinal resection in newborn infants. Ann. Roy. Coll. Surg. **41**, 480 (1967).

— Ausgedehnte Dünndarmresektionen beim Neugeborenen. Z. Kinderchir. **5**, 2 (1968). Suppl.

Stauffer, U.: Die Dünndarmtransplantation. Progr. Pediat. Surg. **8** (1974).

Anschrift des Verfassers: Professor Dr. P. P. Rickham, M. D., M. S., F. R. C. S., Direktor der Chirurgischen Abteilung der Universitäts-Kinderklinik, Steinwiesstraße 75, CH-8032 Zürich, Schweiz.

Operative Methoden zur Adaptation gestörter Resorption bei ausgedehnten Dünndarmresektionen im Kindesalter

Von

S. Hofmann

Chirurgische Universitätsklinik Mainz, Bundesrepublik Deutschland
(Direktor: Prof. Dr. F. KÜMMERLE)

Zusammenfassung

Es gibt zahlreiche Methoden, auf operativem Wege die Darmpassage zu verlangsamen, mit dem Ziel, eine bessere Resorption bei ausgedehnten Dünndarmresektionen zu erreichen. Unter diesen Methoden hat sich die Dünndarmgegenschaltung als wohl bestes Verfahren herauskristallisiert. Mit dieser Methode wurden bisher die meisten experimentellen und klinischen Erfahrungen gesammelt. Die Arbeit gibt einen Überblick über den derzeitigen Stand der operativen Resorptionsverbesserung und weist auf eigene experimentelle Untersuchungen hin, aus denen hervorgeht, daß bei kurzen, umgeschalteten Dünndarmsegmenten eine aktive Passageverlangsamung unter guter Chymusdurchmischung entsteht, das heißt, daß die kurzen Segmente die Chymusmenge über lange Zeit in den oralen Darmabschnitt zurückbefördern, was durch langsame Frequenz, erhöhte Druckkraft und gleichmäßige Muskelhypertrophie bezeugt ist. Klinisch wurden bisher 37 Fälle veröffentlicht. Die Überprüfung des Verlaufes ergab, daß die Patienten an Gewicht zunahmen, die Passagezeit länger wurde und daß das Allgemeinbefinden sich besserte. Allerdings fanden sich nur 5 Kinder in der Weltliteratur, von denen in 3 Fällen ein antiperistaltisches Dünndarmsegment angelegt wurde; zweimal wurde ein Kolonsegment benutzt. Bis auf einen Fall verstarben alle Kinder in der postoperativen Phase. Die Todesursachen hingen nicht mit dem operativen Eingriff zusammen. Die Anwendung des antiperistaltischen Segmentes ist erst indiziert, wenn die heutigen Möglichkeiten der parenteralen Ernährung versagt haben oder ungenügend sind. Sie soll niemals als Ersteingriff durchgeführt werden. Die Segmentlänge darf 5 bis 10 cm nicht überschreiten.

Summary

Surgical Methods for Adaptation of Impaired Absorption in Cases of Extensive Small Intestine in Childhood

Many surgical methods are available for slowing down the passage of food through the bowel to achieve better absorption in patients with extensive resections of the small intestine. Reversal of an intestinal segment seems to be the best procedure and has resulted in substantial experimental and clinical experiences.

The author reviews the present state of knowledge with respect to surgical improvement of absorption. He also reports on his own experimental studies in which reversed segments of small intestine produced active slowing of passage with good mixture of chyme. For a prolonged period of time the short segments transport the chyme mixture upwards into the oral section of the bowel under low frequency, increased pressure and uniform muscle hypertrophy. To date 37 clinical cases have been published. The follow-up shows that the patients gained weight, their general condition improved and the time of passage increased. However, only five pediatric cases are reported in the world literature: of which 3 patients had a small intestine segment and two children a colon segment to achieve antiperistalsis. With one exception all children died in the postoperative phase. Death was not due to the surgical intervention. The use of an antiperistaltic segment is only indicated when the presently available means of parenteral feeding have failed or are inadequate. Segment reversal should never be used as primary treatment; segment length should not exceed 5 to 10 cm.

Die Suche nach operativen Möglichkeiten, Resorptionsverbesserungen bei zu kurzem Dünndarm zu erzielen, hat erst in den letzten Jahrzehnten begonnen. Um die Jahrhundertwende wurden zwar von verschiedenen Wissenschaftlern experimentell langstreckige Gegenschaltungen des Darmes durchgeführt; diese Untersuchungen galten jedoch der Frage, ob eine echte Antiperistaltik am Dünndarm möglich ist oder nicht. Die einen waren der Überzeugung, daß eine gegensinnige Bewegung des Dünndarms vorhanden sei, die andere Gruppe glaubte, daß nur gewisse antiperistaltische Bewegungsabläufe registriert werden können. Aus diesem Grund ist es nicht möglich, diese Untersuchungen für eine weitergehende, auch therapeutisch nützliche Verwendung heranzuziehen oder sie als therapeutische Versuche zu deuten.

Als man unter dem neuen Gesichtspunkt der Passageverlangsamung 50 Jahre später dieses Operationsprinzip aufgriff und auf seine Wirksamkeit überprüfte, lernte man, daß langstreckige Darmgegenschaltungen sich nicht dafür eignen. Diese neue Arbeitsperiode eröffnete Singleton 1954, der noch verhältnismäßig lange Segmentumschaltungen zur Passageverlangsamung verwendete. Hammer empfahl 1955 ganz kurze Segmente von 2 cm Länge im unteren Ileum als Ileozökalklappenersatz, eine Möglichkeit, auf deren gutes Ergebnis er 1961 anhand einer größeren tierexperimentellen Untersuchungsserie erneut hinweisen konnte. Keller verwendete beispielsweise zwei antiperistaltische Segmente im unteren Dünndarm.

Des weiteren wurden iso- und antiperistaltische Darmringbildungen versucht, um eine Verbesserung der postoperativen Chymusausnutzung im Restdarm zu erzielen. Zusätzlich wurden gelegentlich antiperistaltische Segmente hinter die Ringbildung geschaltet (Budding). Außerdem verwendete Budding eine Halbringbildung mit parallel laufendem anti- und isoperistaltischem Segment.

Stahlgreen 1964 und Hidalgo 1973 versuchten die Passagebremsung mit einer Darmraffung. Gerwig verwendete ein Magensegment und schaltete es antiperistaltisch durch Herunterklappen in das Jejunum ein. Cywes 1968, auch

BINNINGTON 1973 vergrößerten die Jejunalfläche durch Darmschlitzung und Aufnaht auf die Colonserosa. SCHILLER empfahl streifenförmig eine zirkuläre Entfernung der Längsmuskulatur im unteren Ileum, und HUTCHER verwendete isoperistaltische Colonsegmentverpflanzungen.

Die von BLÖMER 1971 entwickelte treppenförmige Schrägmyotomie hat zwar den Vorteil, ohne Eröffnung der Darmwand eine Passageverlangsamung zu erzielen; unseres Erachtens besteht allerdings hier nur die Möglichkeit der passiven Passageverlangsamung, also der Herabsetzung der Motilität des Darmes.

Außerdem wiesen verschiedene Autoren auf die Vorteile von Pyloroplastik und Vagotomie bei ausgedehnten Resektionen wegen der immer vorhandenen Magenhypersekretion hin (OSBORNE, RANDOLPH). GRUNDBERG kombinierte deshalb beide Verfahren, also Darmgegenschaltung und Pyloroplastik mit Vagotomie.

Bei der Wertung dieser Methoden ist festzustellen, daß die meisten Erfahrungen mit gegengeschalteten Dünndarmsegmenten gesammelt wurden und daß hiermit die vergleichsweise günstigsten Ergebnisse erzielt werden konnten. Allerdings variieren bei den Untersuchungen die Segmentlängen außerordentlich. Weiterhin führten die meisten Autoren nur einzelne einfachere Kontrolluntersuchungen durch (Überlebenszeit der Tiere, Gewicht, Darmpassagezeit und Fettresorption).

Bis vor kurzem wurde weder das funktionelle Verhalten dieser Segmente über längere Zeit überprüft noch liegen bis heute ausreichende Resorptionsstudien vor. Lediglich LENZ untersuchte röntgenkinematographisch ein antiperistaltisches Segment 9 Tage nach der Operation bei einer Katze.

Interessant ist auch die Beobachtung SAKOS 1964, der ein Jahr nach Darmumkehr eines kurzen Segmentes mit 75%iger Dünndarmresektion bei einem Hund gutes Gedeihen beobachtete; jedoch trat bei diesem Tier nach Entfernung dieses Segmentes unter zunehmender Anorexie binnen 4 Monaten der Exitus letalis ein.

Wegen dieser Unklarheiten untersuchten wir selbst an 36 jungen Hunden sowie an 20 Ratten das antiperistaltische Segment bis zu 12 Monaten. Die Untersuchungen wurden elektromyographisch, mit Druckmessungen, röntgenkinematographisch, histologisch und histochemisch durchgeführt. Da nur verhältnismäßig kurze Darmsegmente wirksam sein können, wurden zwei Gruppen, einmal mit 10 cm und einmal mit 5 cm langen Segmenten, untersucht, bei Ratten entsprechend kürzere.

Dabei ist die Passageverlangsamung beim längeren Segment wohl größer, die Funktion des kürzeren jedoch besser. Das heißt, daß ein langes gegengeschaltetes Segment zu einer Stagnation des Darminhaltes führt, die mit Fäulnis und der Symptomatik der funktionellen Stenose einhergeht.

Währenddessen befördert das 5 cm lange Darmsegment die Chymusmenge über lange Zeit aktiv zurück. Langsame Frequenz, erhöhte Druckkraft und gleichmäßige Hypertrophie der Muskulatur bei diesen kurzen Segmenten zeugen von hier optimal gegebenen Bedingungen; somit dürfte theoretisch die Effektivität der Resorption höher sein. Nur das kurze antiperistaltische Segment ist ein Mittel, das eine *aktive* Passageverlangsamung unter guter Chymusdurchmischung bewirkt.

Was nun die klinische Anwendung der operativ erzielten Passageverzögerung anbelangt, so wurde die erste Operation 1962 von Gibson durchgeführt, der bei einer 84jährigen Frau mit einem Mesenterialinfarkt nur noch 29 cm Jejunum zurücklassen konnte. Das Ergebnis war damals sehr gut. Er hatte 7,5 cm Jejunum herumgedreht und kontrollierte die alte Frau nach einem Jahr noch bei bester Gesundheit.

In der Folgezeit wurden inzwischen 37 Fälle veröffentlicht. Es handelte sich zweimal um antiperistaltische Ringbildungen, zweimal um antiperistaltische anastomosierte Colonsegmente, bei allen übrigen Patienten wurden antiperistaltisch Dünndarmsegmente verwendet mit einer Länge von meist 5 bis 10 cm, in Einzelfällen bis zu 15 cm Länge. Die meisten Erfahrungen konnte Hollender sammeln, der bis 1970 allein acht Fälle operierte. Die Diagnosen insgesamt lauteten: Enteritis regionalis, Mesenterialinfarkt, chronische Diarrhöe unbekannter Genese, Adhäsionsileus, Volvulus, Colitis ulcerosa, Colon-Carcinom, Dickdarmpolyposis und Invagination.

Bei der Überprüfung des weiteren Verlaufes der bisher veröffentlichten 37 Fälle ergab sich, daß die meisten Patienten an Gewicht zugenommen hatten, die Passagezeit wurde länger, das Allgemeinbefinden besserte sich. Die angegebenen Beobachtungszeiten lagen zwischen 16 Tagen und $3^{1}/_{2}$ Jahren.

In diesem Gesamtkrankengut fanden sich nur fünf Kinder (Tab. 1). In drei Fällen wurde ein antiperistaltisches Dünndarmsegment, zweimal ein antiperistaltisches Kolonsegment zwischengeschaltet. Bis auf einen Fall verstarben alle Kinder innerhalb der postoperativen Phase. Das einzige über zwei Jahre beobachtete Kind entwickelte sich verhältnismäßig gut. Die übrigen vier Kinder zeigten bei der Sektion keine besonderen Veränderungen im Bauchraum, insbesondere waren die Anastomosen intakt. Aufgrund der kurzen Beobachtungszeit kann somit von keinem Autor eine Aussage bezüglich der Funktion gemacht werden. Die Todesursachen hingen allesamt nicht mit dem operativen Eingriff zusammen. Es gibt also bisher noch keine klinischen Erfahrungen, und so wird besonders auf die Frage nach der Anwendung im Kindesalter bis heute keine wissenschaftlich fundierte Auskunft gegeben werden können. Weitere Untersuchungen und Berichte sind abzuwarten. Untersuchungen sind im Gange. Negative Ergebnisse aus der Literatur liegen bisher nicht vor.

Die Anwendung des antiperistaltischen Segmentes bei Kurzdarmkindern ist sicher nur eine, und zwar die letzte Möglichkeit, die Resorptionsverbesserung zu versuchen. Es liegt außer jedem Zweifel, daß in Fällen mit erfolgreicher konservativer Behandlung die Anwendung entfällt. Es ist nicht vorstellbar, daß ohne einen exakten Ernährungsplan, lediglich durch einen operativen Eingriff, die

Tabelle 1. *Operative Eingriffe zur Passageverlängerung bei ausgedehnten Dünndarmresektionen im Kindesalter*

Autor	Alter und Geschlecht des Patienten	Diagnose	Restdarm	Operative Maßnahmen zur Passageverzögerung	Operationszeitpunkt nach Darmresektion	Ergebnis und Kontrollzeit
1. CYWES 1968	18 Monate männlich	Invagination, Volvulus	25 cm Jejunum und 30 cm Colon	4 cm Jejunum antiperistaltisch	3 Monate	gut 2 Jahre
2. SAUER 1969	2 Tage männlich	Volvulus bei Malrotation	9 cm Jejunum und 5 cm Ileum und Colon	3 cm Ileum antiperistaltisch	sofort	Exitus 9. postoperativer Tag: Infarzierung von Dünndarm, Magen und Sigma
3. GDANIETZ 1973	10 Monate männlich	Volvulus bei Malrotation	60 cm Jejunum und Colon	8 cm Jejunum	4 Monate	guter Krankheitsverlauf bis zum 8. postoperativen Tag, dann Exitus wegen Bronchopneumonie. Sektion: Regelrechte Anastomosenverhältnisse.
4. TRINKLE 1967	3 Wochen männlich	Mesenterialvenen- und Pfortaderthrombose	2,5 cm Jejunum und Colon	5 cm Colon antiperistaltisch	39 Tage	guter Verlauf bis zum 9. postoperativen Tag. Exitus letalis. Todesursache unbekannt. Anastomosen bei der Sektion intakt.
5. SAUER 1969	5 Tage weiblich	Volvulus und Dünndarminfarzierung	4 cm Jejunum und 8 cm Ileum und Colon	5 cm Colon antiperistaltisch	sofort	3. postoperativer Tag Exitus letalis. Peritonitis. Anastomosen intakt.

Resorption des Restdarmes bis zur Restitutio ad integrum gesteigert werden könnte.

Zur Indikation, zum Operationszeitpunkt und zur operativen Technik ist für die Anwendung eines antiperistaltischen Dünndarmsegmentes folgendes zu beachten:

1. Die Darmsegmentumkehr sollte niemals beim Ersteingriff, also direkt im Anschluß an eine Darmresektion durchgeführt werden, denn:

a) der Eingriff verlängert die Operationszeit unnütz;

b) die verbleibende Restdarmlänge kann noch nicht abgeschätzt werden;

c) die Funktion des Segmentes ist zu diesem Zeitpunkt noch nicht erforderlich.

2. Somit entfällt zwangsläufig ein solcher operativer Eingriff immer bei Neugeborenen und kleinen Säuglingen. Die heutigen Möglichkeiten der parenteralen Ernährung müssen, bevor man sich zu einem solchen Eingriff entschließt, optimal ausgenutzt worden sein.

3. Die Segmentlänge darf 5 bis 10 cm nicht überschreiten, da es sonst zur funktionellen Stenose mit all ihren Komplikationen kommt. Das antiperistaltische Segment sollte immer am Ende des Dünndarmrestes angelegt werden.

Bei Nichtbeachtung dieser Grundsätze treten mit Sicherheit Komplikationen ein, die fälschlicherweise der Methode angelastet werden und zu Zurückhaltung Anlaß sein können. Es ist aber nicht einzusehen, weshalb ein solch verhältnismäßig harmloser Eingriff nicht vorgenommen werden soll, wenn konservative Versuche mangelhaft sind oder gar versagen, zumal operationsbedingte Komplikationen bisher nicht bekannt wurden und bei richtiger Indikation und Technik auch nicht vorstellbar sind.

Literatur

1. Binnington, H. B., B. A. Siegel, J. M. Kissane, J. L. Ternberg et al.: A technique to increase jejunal mucosa surface area. J. Ped. Surg. **8**, 765—769 (1973).
2. Blömer, A., A. Düx, A. Sobbe, H. Lenz und W. Wessel: Operative Eingriffe zur Verlangsamung der Dünndarmpassage; Tierexperimentelle Untersuchungen. Langenbeck's Arch. Chir. **330**, 285—306 (1972).
3. Budding, J., and C. C. Smith: Role of recirculating loops in the management of massive resection of the small intestine. Surg. Gynec. Obstetr. **125**, 243—249 (1967).
4. Cywes, S.: The surgical mangement of massive bowel resection. J. Ped. Surg. **3**, 740—748 (1968).
5. Gdanietz, K.: Antiperistaltisches Segment bei einem Säugling nach ausgedehnter Dünndarmresektion. Bruns' Beitr. klin. Chir. **220**, 1, 88—102 (1973).
6. Gerwig, W. H., and A. Chaphery: Experimental attempt to delay alimentary transit time after small bowel resection. Arch. Surg. **87**, 50—57 (1963).
7. Gibson, L. D., R. Carter and D. B. Hinshaw: Segmental reversal of small intestine after massive bowel resection. J. Amer. Ass. **182**, 952—954 (1962).
8. Hammer, J. M., P. H. Seay, E. J. Hill, F. H. Prust and R. B. Campbell: Intestinal segments as internal pedicle grafts. Arch. Surg. **71**, 625—642 (1955).

9. Hammer, J. M., P. H. Seay, R. L. Jonston, E. J. Hill, F. H. Prust and R. B. Campbell: The effect of antiperistaltic bowel segments on intestinal emptying time. Arch Surg. **79**, 537—541 (1959).

10. Hidalgo, F., M. Lopez Cortes, S. J. Salas and J. Zavala: Intestinal muscular layer ablation in short-bowel-syndrome. Arch. Surg. **106**, 188—191 (1973).

11. Hofmann, S.: Funktionelles Verhalten gegengeschalteter Dünndarmsegmente; Experimentelle Langzeituntersuchungen an jungen Hunden und ihre Bedeutung für die Klinik. Habilitationsschrift, Mainz 1970.

12. Hofmann, S.: Experimentelle Studien an gegengeschalteten Dünndarmsegmenten zur Therapie der „Short-Bowel-Syndrome" Teil I. Bruns' Beitr. klin. Chir. **219**, 8, 764—778 (1972).

13. Hofmann, S.: Experimentelle Studien an gegengeschalteten Dünndarmsegmenten zur Therapie des „Short-Bowel-Syndroms" Teil I. Bruns' Beitr. klin. Chir. **219, 8,** 88—102 (1973).

14. Hollender, L. F.: Die Inversion eines Dünndarmsegmentes bei schweren Diarrhoen und Resorptionsstörungen. Acta Chir. **2**, 87—96 (1970).

15. Hutcher, N. E., and A. M. Salzberg: Pre-ileal transposition of colon to prevent the development of short-bowel-syndrome in puppies with 90 percent small intestinal resection. Surgery **70**, 189—197 (1971).

16. Keller, J. W., W. R. C. Stewart, R. Westerheide and Pace: Prolonged survival with paired reversed segment after massive intestinal resection. Arch. Surg. **91**, 174—179 (1965).

17. Lenz, H., und H. Rohr: Die Darmgegenschaltung und ihre Folge für die Bewegungsmechanik. Ein Beitrag zur Frage der Antiperistaltik des Dünndarms. Fortschr. Röntgenstr. **97**, 321—331 (1962).

18. Osborne, M. P., J. Sizer, P. L. Frederick, N. Zamcheck et al.: Massive bowel resection and gastric hypersecretion; its mechanism and a plan for clinical study and management. Amer. J. Surg. **114**, 393—397 (1967).

19. Priebe, J. R., J. Credric et al.: Reversed intestinal segments in young puppies with massive intestinal resections. J. Ped. Surg. **5**, 2, 215—223 (1970).

20. Randolph, J. G., J. R. Lilly et al.: The influence of vagotomy and pyloroplasty on the growth and survival of enterectomized young animals. J. Ped. Surg. **3**, 2, 232—237 (1968).

21. Sako, K., K. Gerszi and F. G. Marchetta: Nutritional effects of a short reversed jejunal segment. Arch. Surg. **89**, 1102—1105 (1964).

22. Sauer, H.: Über intestinale Zirkulationsstörungen bei chirurgischen Erkrankungen im Säuglings- und Kindesalter. Langenbeck's Arch. klin. Chir. **323**, 203—245 (1969).

23. Schiller, W. R., L. J. Didio and M. C. Anderson et al.: Production of artificial sphincters; ablation of the longitudinal layer of the intestine. Arch. Surg. **95**, 436—442 (1967).

24. Singleton, A. O., and E. B. Rowe: Peristaltis in reversed loops of bowel. Ann. Surg. **139**, 853—857 (1954).

25. Stahlgreen, L. H., R. Roy and G. Umana: A mechanical impediment to intestinal flow. J. Amer. Med. Ass. **187**, 41—44 (1964).

26. Trinkle, J. K., and L. K. Bryant: Reversed colon segment in an infant with massive small bowel resection; a case report. J. Kentucky Med. Ass. **65**, 1090—1091 (1967).

Anschrift des Verfassers: Professor Dr. S. Hofmann, Chirurgische Universitätsklinik, Kinderchirurgie, Langenbeckstraße 1, D-6500 Mainz, Bundesrepublik Deutschland.

Histologische Befunde nach experimenteller Einpflanzung eines antiperistaltischen Segmentes im Dünndarm

Von

M. Stahlschmidt

Chirurgische Universitätsklinik Mainz, Bundesrepublik Deutschland
(Direktor: Prof. Dr. F. Kümmerle)

Mit 4 Abbildungen

Zusammenfassung

Zur besseren Ausnutzung verbliebener Dünndarmreste nach ausgedehnten Resektionen hat sich unter anderem die Einpflanzung eines um 180° gedrehten Dünndarmsegmentes bewährt. An jungen Hunden und jungen Ratten untersuchten wir die histologischen Veränderungen nach Drehung eines solchen Segmentes. Wir fanden eine Zunahme des Darmdurchmessers im Bereich des gedrehten Segmentes. Die Zottenhöhe, die Zottenanzahl pro Querschnitt und die Dicke der Tunica muscularis waren erheblich vermehrt, insgesamt hat die resorptive Oberfläche im Bereich des gedrehten Segmentes davor und dahinter deutlich zugenommen.

Summary

Histological Findings after Experimental Implantation of an Antiperistaltic Segment in the Small Intestine

Implantation of a small-intestine segment turned 180° has proved good for improving utilization of remaining residues of small intestine. We studied the histological changes after rotation of such a segment in young dogs and young rats. We found an increase in the diameter of the gut in the region of the rotated segment. The height of villi, the number of villi per section and the thickness of the tunica muscularis were substantially increased. Overall, the absorptive surface in the area of the rotated segment had significantly increased at the front and the back.

Zur besseren Ausnutzung verbliebener Dünndarmreste nach ausgedehnten Resektionen hat sich bis heute unter anderem die Einpflanzung eines um 180° gedrehten Dünndarmsegmentes bewährt (Budding 1967, Mackby 1965), welches durch gegenläufige Peristaltik die Passage des Nahrungsbreies erheblich verlangsamt. Welche histologischen Veränderungen im Bereich eines solchen Segmentes bei jungen Individuen auftreten, untersuchten wir experimentell an jungen Ratten und jungen Hunden, insbesondere versuchten wir zu klären, ob sich histologische Anzeichen für eine Zunahme der Resorptionskapazität finden.

Abb. 1 zeigt das Schema der Operation. Nach Resektion des Ileums wird ein kürzeres bzw. ein längeres Jejunumsegment um $180°$ gedreht und die Darmkontinuität durch zwei Anastomosen wieder hergestellt (Abb. 2). Die jungen

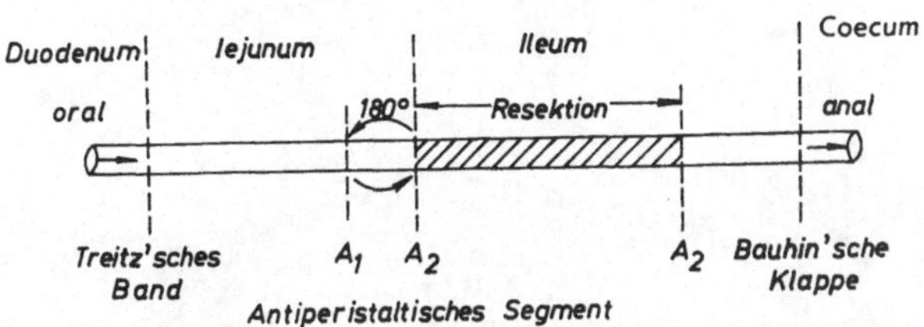

Abb. 1. Operationsschema

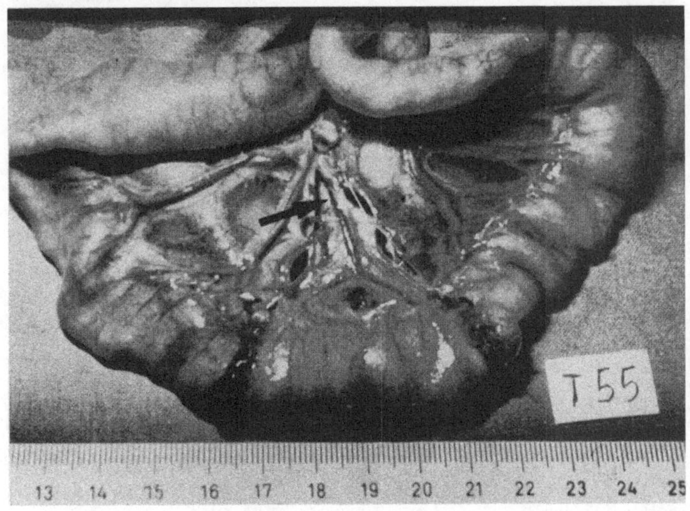

Abb. 2. Zustand nach Dünndarmresektion und Drehung eines Segmentes bei jungen Hunden

Ratten wurden in wöchentlichen, die jungen Hunde in monatlichen Abständen getötet und der Dünndarm oral, innerhalb und aboral des gedrehten Segmentes untersucht.

Bei Wiedereröffnung der Bauchhöhle wenigstens eine Woche nach der Operation sah man in jedem Falle bereits makroskopisch eine Zunahme des Darmrohrdurchmessers gegenüber den Kontrolltieren. Im Bereich des gedrehten Segmentes ist der Dünndarm jedoch noch einmal spindelförmig erweitert (Abb. 3), was sich durch die gegenläufige Peristaltik unschwer erklären läßt. Im histo-

logischen Präparat des Darmquerschnittes aus dem gedrehten Segment war außer
dem stark vermehrten Durchmesser eine erhebliche Zunahme der Wandstärke
auffällig. Sie hat ihre Ursache in einer Verdickung der Tunica muscularis und

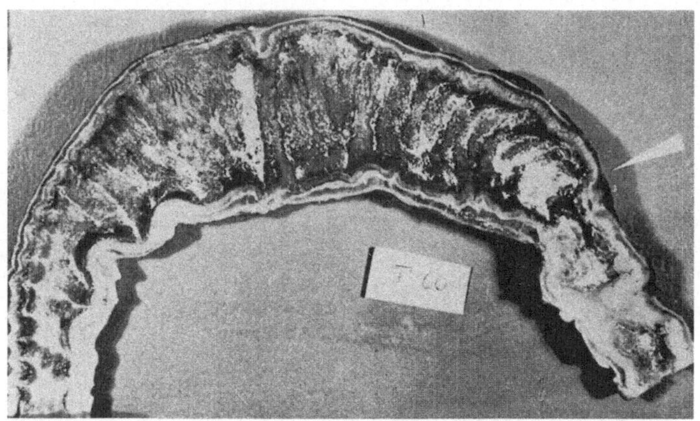

Abb. 3. Längsschnitt durch das gedrehte Segment ein halbes Jahr nach der Operation

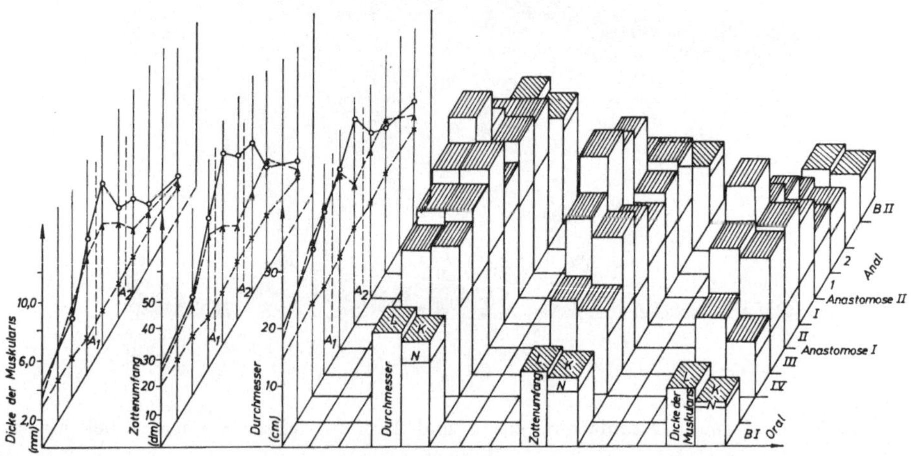

Abb. 4. Zusammenfassung der ermittelten Daten für Darmdurchmesser, Zottenzahl und
Zottenhöhe bei Kontrolltieren (Querstrich auf der jeweils rechten Säulenreihe) mit
kurzen und langen antiperistaltisch eingepflanzten Dünndarmsegmenten aus der Ver-
suchsreihe mit jungen Ratten

in einer Zunahme der Darmzottenlänge. Diese Veränderungen fanden sich jedoch
nicht nur im gedrehten Segment, sondern mit abnehmender Tendenz auch nach
oral und aboral von diesem. Tabellarisch zusammengefaßt haben wir diese Werte
in Abb. 4. Um zu entscheiden, ob es sich bei der Dicken-Zunahme der Tunica

muscularis um eine Zellvergrößerung oder Zellvermehrung handelt, haben wir in einzelnen Segmenten die Muskelzellen stark vergrößert dargestellt. Hier läßt sich unschwer erkennen, daß die einzelnen Muskelzellen von oral nach aboral an Größe zunehmen, also hypertrophieren. Das gleiche gilt für die Zellkerne. Sowohl die Zottenhöhe als auch die Zottenanzahl fanden wir im Bereich des gedrehten Segmentes sowie davor und dahinter deutlich vermehrt, zusammen mit dem Dünndarmdurchmesser haben wir aus diesen Daten einen Parameter für die Schleimhautoberfläche errechnet. Wir fanden diesen sowohl im antiperistaltischen Segment als auch im Bereich davor und dahinter um ein Vielfaches größer als bei den Kontrolltieren.

Um zu ermitteln, ob die postoperative Zeitspanne bei Ratten von 1 bis 10 Wochen für die Ausbildung der beschriebenen Veränderungen von Bedeutung gewesen ist, wurde für jedes Merkmal eine Produktmomentkorrelation errechnet. Es fand sich jedoch, hier am Beispiel der Tunica muscularis, kein spezifischer Anstieg der Regressionsgeraden, so daß der Zeitfaktor keinen Einfluß auf die Ausbildung der Veränderungen hat. In unserem Versuch waren also innerhalb einer Woche alle Merkmale maximal ausgeprägt. Ein Vergleich der Dichte der elastischen Fasern auf Querschnitten aus den verschiedenen Darmsegmenten ergab, daß es zu keiner Veränderung im Anteil dieser Bauelemente durch Drehung eines Darmstückes und der damit verbundenen mechanischen Belastung kam. Durch enzymhistochemischen Nachweis der Azetylcholinesterase und Laktathydrogenase konnten die nervalen Anteile der Darmwand besonders gut dargestellt werden. Die intramuralen Plexus färbten sich deutlich an, ferner fand sich eine diffuse, schwach positive Reaktion der Muscularis mucosae sowie der Zottenoberfläche, bedingt durch Synapsen und unspezifische Esterasen der Schleimhaut. An den so dargestellten nervalen Anteilen der Darmwand konnten wir keinerlei numerische Unterschiede zwischen Kontrollen und operierten Tieren feststellen.

Wenn also nach ausgedehnten Resektionen ein Dünndarmsegment antiperistaltisch eingepflanzt wird, kommt es einerseits infolge der Darmverkürzung zu einer leichten Zunahme des Durchmessers insgesamt. — Zusätzlich fanden wir jedoch infolge der gegenläufigen Peristaltik im Bereich der Anastomosen eine ausgeprägte Dilatation. Zugleich kommt es hier zur Arbeitshypertrophie der Muskulatur, die den vermehrten Innendruck voll zu kompensieren vermag, so daß eine Zunahme der elastischen Fasern ausbleibt.

Von entscheidender Bedeutung für die vorgesehene Funktion der verbesserten Ausnutzung des durchströmenden Nahrungsbreies ist jedoch die Vermehrrung der resorptiven Oberfläche durch Zunahme der Zottenlänge und Vermehrung der Zottenanzahl auf einem wachsenden Querschnitt bei gleichbleibender Zottendichte, zumal dieser Effekt noch potenziert wird durch das ständige Hin- und Herwerfen des Chymus vor und innerhalb des gedrehten Segmentes (HOFMANN 1970).

Literatur

Budding, J., and C. C. Smith: Role of recirculating loops in the management of massive resection of the small intestine. Surg. Gynec. Obstetr. **125**, 243—249 (1967).

Hofmann, S.: Funktionelles Verhalten gegengeschalteter Dünndarmsegmente, Habilitationsschrift, Chirurgische Universitätsklinik Mainz (1970).

Machby, M. J., V. Richards, R. S. Gilfillan and R. Floridia: Methods of increasing the efficiency of residual small bowel segments. Amer. J. Surg. **109**, 32—38 (1965).

Anschrift des Verfassers: Dr. M. Stahlschmidt, Chirurgische Universitätsklinik, Langenbeckstraße 1, D-6500 Mainz, Bundesrepublik Deutschland.

Der gegenwärtige Stand der Dünndarmtransplantation

Von

U. G. Stauffer

Kinderchirurgische Abteilung der Universitätskinderklinik Zürich, Schweiz
(Direktor: Prof. Dr. P. P. RICKHAM)

Zusammenfassung

Bis heute wurden 7 Darmtransplantationen beim Menschen durchgeführt, 3 davon
bei Kindern. Alle Patienten sind schließlich gestorben. Die längste Überlebenszeit betrug 75 Tage. Die tierexperimentellen Untersuchungen zu den verschiedenen Problemen
der Dünndarmtransplantation — Ischämietoleranz, Transplantatkonservierung, Durchtrennung von Lymphgefäßen und Nerven und die Probleme der Abstoßung — werden
anhand der Literatur und eigener Untersuchungen zusammengefaßt. Beim heutigen
Stand der Dünndarmtransplantationen ist ein solches Vorgehen erst dann gerechtfertigt,
wenn alle anderen Möglichkeiten ausgeschöpft sind. Es wird versucht, vorläufige Richtlinien zur Indikation zur Darmtransplantation aufzustellen. Da bei der notwendigen
strengen Indikationsstellung die in Frage kommenden Patienten eher selten sein dürften,
müßten die Patienten in einigen wenigen, hochspezialisierten Zentren konzentriert werden.

Summary

The Present Situation Regarding Transplantation of the Small Intestine

At the time of writing, seven transplantations of intestine in man have been carried
out, three of these being in children. All the patients eventually died. The longest survival time was 75 days. The animal experiments on the various problems of small-
intestine transplantation, tolerance of ischemia, preservation of transplants, section of
lymph vessels and nerves and the problem of rejection are summarized with reference
to the literature and the Author's own investigations. Transplantation of the small intestine is only justified if all the other possibilities have been exhausted. The Author
attempted to lay down provisional guidelines on the indications for transplantation of
the intestine. With the necessarily strict indications, the patients coming into question
are likely to be rare and must be concentrated in a small number of specielized centers.

Jeder Chirurg kann einmal gezwungen sein, eine subtotale oder sogar
totale Dünndarmresektion vornehmen zu müssen, wenn er das Leben seines
Patienten unmittelbar retten will. Der Verlust des ganzen Dünndarms distal vom
Ligament von Treitz ist mit dem Leben jedoch nicht vereinbar. Konsequenter-

weise haben in früheren Jahren denn auch mehrere Autoren vorgeschlagen, in solchen Fällen lediglich eine diagnostische Laparotomie vorzunehmen und auf eine Darmresektion zu verzichten (1, 35, 43, 44). Der heutige Stand der parenteralen Ernährung erlaubt, solche Patienten mehrere Monate am Leben zu erhalten. Neugeborene und Säuglinge können in gut eingerichteten Zentren für Wochen und Monate auf parenteralem Wege so ernährt werden, daß sie eine normale Gewichtszunahme, ein annähernd normales Wachstum und eine normale geistige Entwicklung zeigen (6, 7, 9, 11, 12, 45). Gelingt jedoch schließlich ein Aufbau einer normalen peroralen Ernährung nicht, so werden die ethischen Probleme für die verantwortlichen Ärzte groß und die psychische Belastung für die Eltern ist auf die Dauer kaum tragbar. Die einzige kausale Therapie wäre eine Dünndarmtransplantation. Sie ist bis heute beim Menschen siebenmal versucht worden.

Das Wissen um die Probleme bei der Dünndarmtransplantation ist noch relativ gering. Nur wenige Zentren haben sich bis heute damit im Tierexperiment auseinandergesetzt. Im folgenden werden zuerst die bisherigen klinischen Erfahrungen am Menschen zusammengefaßt. Anschließend soll versucht werden, die verschiedenen Teilprobleme bei der Dünndarmtransplantation anhand der tierexperimentellen Versuche summarisch aufzuzeigen. Es sind dies vor allem die Ischämietoleranz des Dünndarms und das Problem der Transplantatkonservierung, die Durchtrennung von Lymphgefäßen und Nerven am Transplantat, die immunologischen Probleme und, damit zusammenhängend, die bisher erzielten Überlebenszeiten und schließlich die Funktion der Transplantate. Im letzten Teil des Referates soll auf Grund der heutigen Kenntnisse versucht werden, vorläufige Richtlinien zur Dünndarmtransplantation beim Menschen zu formulieren.

Die bisherigen Erfahrungen mit Dünndarmtransplantationen beim Menschen

Die ersten beiden Dünndarmtransplantationen beim Menschen wurden bereits 1964 von DETTERLING (10) durchgeführt, jedoch nicht publiziert. Ein Säugling und ein Kleinkind hatten als Folge einer ausgedehnten Mesenterialvenenthrombose den ganzen Dünndarm bis zur Ileozökalklappe verloren. Der Säugling erhielt ein Ileumsegment der Mutter, die Gefäße des Transplantates wurden direkt an die Aorta bzw. Vena cava anastomosiert. Leider war das Kind in zu schlechtem Allgemeinzustand und starb bereits 12 Stunden später. Beim zweiten Patienten wurde ein Darmsegment eines gleichaltrigen, frisch verstorbenen Kindes transplantiert, das jedoch wenige Tage später wegen drohender Transplantatnekrose wieder entfernt werden mußte. Das Kind überlebte diese zweite Operation, starb jedoch wenige Wochen später. Die erste ausführliche Mitteilung einer Dünndarmtransplantation beim Menschen stammt von LILLEHEI und Mitarbeitern 1967 (31). Bei einer 46jährigen Frau mußten wegen einer Mesenterialvenenthrombose der ganze nekrotische Dünndarm, das ganze Colon und Teile des Rektosigmoids reseziert werden. Neun Tage später erhielt die Patientin ein Allotransplantat, das den ganzen Dünndarm mit Ausnahme des Duodenum und das rechte Colon umfaßte. Die Transplantatgefäße wurden heterotop an die Iliakalgefäße anastomosiert. Die Darmenden wurden als vorläufige Enterostomien durch die Bauchdecken herausgeleitet. Die Patientin kam bereits 12 Stunden nach Operation an multiplen Lungenembolien ad exitum. Die Gefäße des Transplantates waren bei der Sektion noch durchgängig. Ein Patient von OKUMURA 1968 (37) mit einem heterotop in die Bauchhöhle implantierten Jejunumallotransplantat von

Tabelle 1. *Dünndarmallotransplantationen beim Menschen*

			Empfänger	Transplantat	Über-lebenszeit
1	1964	DETTERLING und Mitarbeiter (Boston, USA)	Säugling	Mütterliches Ileumsegment	12 Stunden
2	1964	DETTERLING und Mitarbeiter (Boston, USA)	Kind	Kadavertransplantat	einige Tage
3	1967	LILLEHEI und Mitarbeiter (Minneapolis, USA)	46jährige Frau	Kadavertransplantat, ganzer Dünndarm und rechtes Colon	12 Stunden
4	1968	OKUMURA (Brasilien)	. . .	Kadavertransplantat 170 cm Ileum	6 Tage
5	1969	OLIVIER und Mitarbeiter (Paris, Frankreich)	35jährige Frau	Kadavertransplantat, ganzer Dünndarm und rechtes Colon	26 Tage
6	1969	ALICAN und Mitarbeiter (Jackson, Miss., USA)	8jähriger Knabe	Mütterliches Ileumsegment, 90 cm	7 Tage
7	1971	FORTNER und Mitarbeiter (New York, USA)	37jährige Frau	Verwandter lebender Spender (Schwester) Ileumsegment 170 cm	79 Tage

170 cm Länge überlebte 6 Tage. Die erste orthotope Dünndarmtransplantation wurde 1969 von OLIVIER (39) durchgeführt. Bei einer 35jährigen Frau wurde wegen einer ausgedehnten intestinalen Polypose (Gardner-Syndrom) der gesamte Dünndarm und Teile des Colons entfernt. Die Patientin erhielt ein Kadaverallotransplantat, welches den gesamten Dünndarm distal des Ligament von Treitz und das rechte Colon umfaßte. Das Duodenum wurde End-zu-End mit dem proximalen Darmende des Transplantates vereinigt. Der distale Schenkel wurde als entständige Colostomie herausgeleitet. Postoperativ erhielt die Patientin Imurel (Azothioprin) und parenterale Gaben von anti-lymphozytärem Globulin (ALG).

14 Tage nach Transplantation begann eine Abstoßungskrise, die durch zusätzliche Gaben von 6-Mercaptopurin und Prednison nicht beherrscht werden konnte. Die Patientin starb am 26. Tage nach Operation im septischen Schock. Über eine weitere Transplantation bei einem Kind berichteten 1970 Alican und Mitarbeiter (2). Bei einem 8 Jahre alten Knaben mußte wegen eines verschleppten Strangulationsileus der gesamte Dünndarm distal des Ligaments von Treitz reseziert werden. Vorerst wurde lediglich eine Duodenozökostomie durchgeführt. In der Folge wurde das Kind 4 Monate lang parenteral ernährt. Alle Versuche einer peroralen Ernährung scheiterten. Zahlreiche Komplikationen wie Katheterinfektionen, Sepsisschübe, Pneumonien komplizierten den Verlauf. Schließlich war kaum noch ein intravenöser Zugang möglich und man stand vor der Wahl, entweder das Kind sterben zu lassen oder eine Transplantation zu versuchen. Man entschloß sich für die Transplantation. Als Spender stellte sich die Mutter zur Verfügung. Bei ihr wurde ein 90 cm langes Ileumstück entnommen und beim Kind heterotop in die Bauchhöhle implantiert. Da die Vena iliaca und die Vena cava unterhalb der Nierenvenen als Folge der lange liegenden Katheteren beinahe vollständig verschlossen waren, wurde die Vene des Transplantates End-zu-Seit mit der Vena renalis anastomosiert. Die Arterie wurde direkt in die Aorta implantiert. Die Darmenden wurden als vorläufige Enterostomien herausgeleitet. Die Patientin erhielt Imurel (Azothioprin), Prednison und ALG. In den ersten vier Tagen waren die Stomata unauffällig, in den folgenden Tagen wurde die Durchblutung jedoch deutlich schlechter, am 7. Tag waren die Stomata bereits nekrotisch und das Transplantat mußte notfallmäßig entfernt werden. Bei der histologischen Untersuchung fanden sich zwar typische Zeichen von Abstoßung, jedoch bestand auch eine zusätzliche arterielle Minderdurchblutung des Transplantates, die nach den Autoren die schnelle Nekrose mindestens mitbedingt haben dürfte. Der Patient verstarb 4 Monate nach Entfernung des Transplantates. Die bisher längste Überlebenszeit nach Dünndarmtransplantation haben Fortner und Mitarbeiter 1972 bei einer 37jährigen Frau erreicht (14, 15). Ein Ileumtransplantat eines verwandten lebenden Spenders bliebt 79 Tage lang teilweise vital. Allerdings hatte bereits am 11. Tag eine Abstoßungskrise begonnen; die Patientin starb schließlich 79 Tage nach Transplantation an einer Sepsis.

Bis heute wurden demnach insgesamt sieben Dünndarmtransplantationen beim Menschen durchgeführt, drei davon bei Kindern. Alle Patienten sind schließlich gestorben, meist an den Komplikationen der Abstoßung, zum Teil erst Wochen nach Entfernung des abgestoßenen Transplantates.

Tierexperimentelle Studien zur Dünndarmtransplantation

a) Ischämietoleranz und Transplantatkonservierung

Jede Transplantation bringt notwendigerweise eine mehr oder weniger lange Ischämieperiode mit sich. Eine vollständige Zirkulationsunterbrechung wird vom Dünndarm nach den Untersuchungen von Lillehei (30) während maximal 2 Stunden ohne Nachteile ertragen, falls der Darm bis auf Zimmertemperatur abkühlen kann. Bei zusätzlichem Unterkühlen auf 5 Grad verlängert sich die Ischämietoleranz auf bis maximal 5 Stunden (28, 30). Die Kombination von Hypothermie. hyperbarer Oxygenation und Phenothiazinen (z. B. Chlorpromazin) als Stoffwechselhemmer erlaubte in Tierexperimenten von EYAL und Mitarbeiter (13) in einigen Fällen eine erfolgreiche Replantation des Darmes noch nach 24 bis 48 Stunden. Neuerdings wurde von LEHR und Mitarbeiter (27) die erfolgreiche Konservierung von Dünndarmtransplantaten mit der Gefriertechnik unter Verwendung von flüssigem Stickstoff (—196°) bis zu 3 Wochen mitgeteilt. In den 3 Wochen, da die Hunde ohne Darm lebten, wurden sie durch parenterale Ernährung am Leben gehalten. Einige seiner Hunde haben die anschließende Replantation des Darmes überlebt, einer davon sogar zwei Jahre. Falls sich die Resultate von LEHR (27) in Zukunft zuverlässig reproduzieren lassen sollten, wäre das Problem der Langzeitkonservierung der Lösung nahe und die Errichtung von Organbanken für Dünndarmtransplantationen wäre theoretisch möglich.

b) Die Probleme der Durchtrennung der Lymphgefäße und Nerven

Bei der Transplantatentnahme werden notwendigerweise sowohl die viszeralen Nerven als auch alle Lymphbahnen durchtrennt. Dies wurde lange Zeit als absolutes Hindernis für eine erfolgreiche Darmtransplantation angesehen. Nach Replantationen des gesamten Dünndarmes fanden GOTT und Mitarbeiter (16) die ersten Zeichen einer lymphatischen Regeneration bereits nach 2 Wochen, nach 6 bis 8 Wochen war die Regeneration vollständig (16, 26). Ein in die Mesenteriallymphknoten des Autotransplantates injizierter Vitalfarbstoff (Sky blue dye) erschien innerhalb von Minuten in den Lymphgefäßen um die Vena portae und wenig später auch im Ductus thoracicus. Die Regeneration der Lymphwege konnte durch Injektionen von Renografin in die Lymphbahnen auch röntgenologisch bestätigt werden (16). Etwas verwirrend ist die Beobachtung von RUIZ und Mitarbeitern (42), nach der bei Allotransplantaten die Regeneration der Lymphwege innerhalb von 3 Wochen noch nicht begonnen hatte. Dies ist auch am Menschen von OLIVIER 1969 (38) bestätigt worden, dessen Patient am 26. Tag nach Dünndarmtransplantation verstorben war.

Eine Regeneration der Nerven scheint nach den bis heute vorliegenden Untersuchungen überhaupt nicht oder nur in sehr geringem Maße stattzufinden (2, 30, 34). Trotzdem können Hunde nach Replantation des gesamten Dünndarms jahrelang ohne wesentliche klinische Störungen überleben (2, 21, 28, 30).

c) Die immunologischen Probleme und die bis heute erzielten Überlebenszeiten intestinaler Allotransplantate

Bei der Besprechung der immunologischen Probleme der Dünndarmtransplantation muß zwischen der Transplantation des gesamten Dünndarms und der Transplantation kurzer Segmente unterschieden werden.

1. Das sogenannte totale Dünndarmallotransplantat. Das totale Dünndarmallotransplantat nimmt infolge der Vielzahl immunkompetenter Zellen in Darm und Mesenterium in immunologischer Sicht eine Sonderstellung ein (28, 30, 46). Eine Reaktion dieser immunkompetenten Zellen im Transplantat gegen den Empfänger (graft versus host reaction) scheint möglich, die wenigen experimentellen Daten sind jedoch zum Teil widersprechend und lassen noch viele Fragen offen (2, 29). Eine tödliche Anti-Wirtreaktion ist tierexperimentell von Monchik und Russel kürzlich bei der Ratte nachgewiesen worden (36). Sie trat jedoch nur auf, wenn der Empfänger genetisch nicht in der Lage war, das Transplantat abzustoßen. In den übrigen Fällen entsprach das Abstoßungsbild demjenigen anderer Organe. Von 24 Hunden Lilleheis mit totalen Dünndarmallotransplantaten starben 15 in den ersten 6 Tagen an technischen Fehlern, die übrigen 9 kamen zwischen dem 7. und 9. Tag plötzlich ad exitum, möglicherweise an der Folge einer Anti-Wirtreaktion. Die bisher längste Überlebensdauer von orthotopen totalen Dünndarmallotransplantaten haben Hay und Mitarbeiter (22) beim Schwein mitgeteilt. Sie führten 68 orthotope Dünndarmallotransplantationen an 2 bis 5 Monate alten Schweinen von 20 bis 40 kg Gewicht durch. Spender und Empfänger besaßen dieselbe Blutgruppe. 46 Tiere waren auf Grund einer speziell entwickelten Leukozytentypisierung kompatibel. Immunosuppressiva wurden keine gegeben. Im Moment des Berichtes lebten noch 3 von 68 Tieren 6, 9 bzw. 14 Monate nach Operation.

2. Transplantate kurzer Darmsegmente. Im Gegensatz zu Allotransplantaten des gesamten Dünndarms werden kurze Darmsegmente innerhalb von 5 bis 12 Tagen in klassischer Weise abgestoßen (5, 11, 17, 18, 19). Das Abstoßungsbild entspricht demjenigen anderer Organe. Eine Anti-Wirtreaktion tritt nicht auf. Kurze Dünndarmallotransplantate von 10 bis 20 cm Länge wurden bei erwachsenen Hunden meist heterotop an die Halsgefäße transplantiert (20, 30, 40, 41, 47). Über Transplantationen kurzer Dünndarmsegmente in die Bauchhöhle liegen dagegen nur vereinzelte Berichte vor (4, 23). Durch Einsatz von immunosuppressiven Medikamenten, Prednison und Antilymphozytenserum konnte die Überlebenszeit einzelner Transplantate bis zu 3 bis 4 Wochen verlängert werden (23, 25). Bei heterotoper Lage am Nacken überlebten die Träger normalerweise die Abstoßung des Transplantates, bei intra-abdomineller Lage zog der Abstoßungsprozeß meist den Tod des Trägers nach sich. Histokompatible Dünndarmallotransplantate blieben nach einem neueren Bericht von Westbroeck dagegen ohne Immunosuppresiva 20 bis 75, im Mittel 45 Tage vital.

d) Die Funktion von Dünndarmauto- und Allotransplantaten

Bis heute liegen nur wenige Berichte über funktionelle Untersuchungen an Dünndarmtransplantaten vor. Die mitgeteilten Ergebnisse sind zum Teil widersprechend und bedürfen der Überprüfung. Nach Autotransplantationen des gesamten Dünndarmes können Hunde jahrelang überleben (2, 3, 28, 30, 42). Unmittelbar postoperativ tritt eine massive Diarrhöe und Steatorrhöe auf. Nach etwa 2 Wochen normalisieren sich die Stühle und die Tiere nehmen wieder an Gewicht zu (28, 30). Eine verminderte Fettresorption läßt sich aber noch 4 bis 6 Monate nach Operation nachweisen (2, 3). Ein ähnlicher Verlauf wird auch beobachtet, wenn der Mesenterialstiel lediglich denerviert wird (3). Andererseits sind nach LILLEHEI (30), KOCANDRLE (26) u. a. die Lymphwege nach Autotransplantation innerhalb von 4 bis 6 Wochen vollständig regeneriert und funktionstüchtig. Die nach Autotransplantation des gesamten Dünndarmes auftretenden Fettresorptionsstörungen sind nach BALLINGER (3) deshalb nicht das Resultat von Ischämie oder Durchtrennung der Lymphwege, sondern alleinige Folge der Nervendurchtrennung. Zum selben Schluß kamen auch RUIZ und Mitarbeiter (42) auf Grund ihrer Untersuchungen mit dem D-Xylosetest.

Das Darmsekret kurzsegmentiger Jejunumallotransplantate unterscheidet sich in Menge und Zusammensetzung nach den Untersuchungen von PRESTON (40) nicht von demjenigen normaler Kontrollschlingen. In Biopsien von Dünndarmallotransplantaten bei 5 Hunden von HOLMES (24) war die Enzymaktivität der Disaccharidasen normal, solange die Transplantate vital waren. Glukoseresorptionsstudien an kurzen 25 cm langen Jejunumallotransplantaten ergaben ebenfalls normale Werte (32). Die Resorption einzelner Fettsäuren ist dagegen nach HARDY und Mitarbeiter (21) deutlich verzögert, in Allotransplantaten mehr als in Autotransplantaten. Parallel zum histologischen Abstoßungsprozeß verschlechtert sich jeweils auch die Resorptionsleistung der Allotransplantate.

Schlußfolgerungen und vorläufige Richtlinien zur Dünndarmtransplantation beim Menschen

Beim heutigen Stand der Dünndarmtransplantationen ist ein solches Vorgehen erst dann gerechtfertigt, wenn alle anderen Möglichkeiten ausgeschöpft sind. Nach kritischer Durchsicht der Literatur scheint nach ausgedehnten Darmresektionen die spontane Adaptation des Restdarmes ohne zusätzliche chirurgische Maßnahmen die besten Resultate zu geben. Eine optimale parenterale Ernährung, kombiniert mit Versuchen zu einem peroralen Ernährungsaufbau mit Elementarkost und eine entsprechende Überwachung in einem spezialisierten Zentrum gibt dem Patienten die größten Chancen für diese spontane Adaptation des Restdarmes. Wieviel Darm ein Mensch minimal braucht, um zu überleben, ist immer noch umstritten. Die kritische Dünndarmlänge, mit der ein Überleben noch möglich ist, dürfte beim Erwachsenen in günstigen Fällen bei etwa 30 bis 40 cm, bei Säuglingen und Kleinkindern bei 20 bis 30 cm liegen, vorausgesetzt, daß der Restdarm gesund, die untersten cm Ileum, die Ileozökalklappe und das Colon erhalten sind. In allen bisher beschriebenen erfolgreichen Fällen gelang ein peroraler Ernährungsaufbau, zum Teil mit Elementarkost, schließlich innerhalb spätestens 6 bis 8 Monaten nach Operation.

Folgende vorläufige theoretische Richtlinien zur Dünndarmtransplantation können heute bereits festgehalten werden:

1. Der totale Dünndarmverlust ist eine absolute Indikation zur Dünndarmtransplantation, da ein Überleben sonst nicht möglich ist. Patienten mit totalem Dünndarmverlust gleichzustellen wären Erwachsene und Kinder mit weniger als 15 cm Restdarm, gemessen vom Ligament von Treitz an, da auch dies mit dem Leben nicht vereinbar ist. Der Zeitpunkt des Eingriffs würde sich nach dem klinischen Zustand des Patienten und nach der Verfügbarkeit eines Spenders richten.

2. Bei Darmlängen zwischen 15 und 40 cm sollten, wenn immer möglich, die spontanen Adaptationsvorgänge im Restdarm während 6 bis 8 Monaten abgewartet werden. Wenn nach 6 bis 8 Monaten noch kein wenigstens teilweiser peroraler Nahrungsaufbau gelungen ist, so müßte eine Transplantation ernstlich in Betracht gezogen werden.

3. Bei Darmsegmenten von mehr als 40 cm sollte schließlich meist ein peroraler Nahrungsaufbau gelingen. Eine Dünndarmtransplantation dürfte auch in Zukunft bei solchen Fällen kaum in Frage kommen.

4. Auf Grund einer eigenen Serie von 36 Dünndarmtransplantationen bei jungen Zwergschweinen wissen wir, daß die Dünndarmtransplantation auch bei kleinlumigen Gefäßen von 1 bis 4 mm durchführbar ist. Die Komplikationsrate war in unserer Serie nicht größer als in solchen anderer Autoren mit ausgewachsenen Tieren. Eine Dünndarmtransplantation wäre demnach auch bei Säuglingen und Kleinkindern technisch möglich.

5. Das von uns und anderen verwendete Transplantationsmodell, wobei der Darm nicht primär in die Darmkontinuität des Empfängers eingeschaltet, sondern die beiden Darmenden als endständige Stomien herausgeleitet werden, sichert nach unserer Erfahrung ein frühzeitiges Erkennen drohender Komplikationen von seiten des Transplantates und würde deshalb auch mit Vorteil bei Transplantationen am Menschen zur Anwendung kommen.

6. Die Kontrolle der Evolution der Transplantate läßt sich nach unseren und den Erfahrungen von Holmes (23) am besten mit fortlaufenden Schleimhautbiopsien verfolgen. Die histologische Untersuchung dieser Biospien erlaubt ein frühzeitiges Erkennen beginnender Abstoßungskrisen und sichert die Diagnose bei vaskulären Komplikationen. Eine rechtzeitige Entfernung der gefährdeten Transplantate ist nach unserer Erfahrung so möglich.

7. Dünndarmtransplantate von 50 bis 100 cm Länge würden für eine enterale Rehabilitation genügen. Sie werden mit Sicherheit wie andere Organe abgestoßen und mit einer Anti-Wirtreaktion muß nicht gerechnet werden. Die Transplantation solcher kurzen Darmsegmente ist deshalb der totale Dünndarmallotransplantation unbedingt vorzuziehen.

8. Die Überlebenszeit der Dünndarmtransplantate ist bis heute noch ungenügend. Nach eigenen Erfahrungen und denjenigen anderer Autoren sind Zytostatika möglicherweise bei der Verhinderung von Abstoßungskrisen bei Dünndarmtransplantaten weniger erfolgreich als bei anderen Organen (20, 25).

In Bezug auf zukünftige Verbesserung der Überlebenszeiten ist dringend zu fordern, daß nur noch Transplantate mit einem guten Kompatibilitätsgrad verpflanzt werden. Dies heißt, daß mindestens 2 HLA Antigene zwischen Spender und Empfänger identisch sein müssen. Überdies müssen alle heutigen Möglichkeiten der immuno-suppressiven Behandlung inklusive der Gabe von Antilymphozytenserum vollständig und sorgfältig angewendet werden.

9. Die Dünndarmtransplantation ist heute noch eine Ultima ratio, wenn nicht sogar eine experimentelle Therapie. Sie erfordert neben einem eingeschulten Transplantationsteam mit Erfahrung in Mikrochirurgie ein leistungsfähiges immunologisches Labor für Gewebstypisierungen, ein ständig einsatzbereites histologisches Labor für die Untersuchung der zahlreichen Schleimhautbiopsien, eine leistungsfähige Intensivstation zur Überwachung der transplantierten Patienten und überdies ein Team, das über eine große Erfahrung in der Behandlung von Kindern mit extremen Darmresektionen verfügt.

Da bei der notwendigen strengen Indikationsstellung zur Dünndarmtransplantation die in Frage kommenden Patienten eher selten sein werden, müßten die Patienten in einigen wenigen hochspezialisierten Zentren konzentriert werden.

Literatur

1. ALDRICH, M., C. B. MORTON and J. P. BAHER: Intestinal obstruction resulting from malrotation of the intestines. Ann. Surg. **141**, 765 (1955).
2. ALICAN, F., J. D. HARDY, M. CAYRLI, J. E. VARNER, P. MOYNIHAN, M. D. TURNER and A. PANDELI: Intestinal transplantation: laboratory experience and report of a clinical case. Amer. J. Surg. **121**, 150 (1970).
3. BALLINGER, W. F., M. G. CHRISTY and W. B. ASHBY: Autotransplantation of the small intestine. The effect of denervation. Surgery **52**, 151 (1962).
4. BARNETT, W. O., G. TRUETT and J. STONE: Experimental small-bowel homografts. Amer. J. Digest. Dis. **7**, 833 (1962).
5. BOOTH, C. C.: Therapie des Malabsorptionssyndromes nach Dünndarmresektion. Gastroenterologia **104**, 49 (1965).
6. BORRESEN, H. C., and O. KNUTRUD: Parenteral feeding of neonates undergoing major surgery. Acta paed. Scand. **58**, 420 (1969).
7. BORRESEN, H. C.: Balanced intravenous nutrition in pediatric surgery. Nutr. Metabol. **14**, Suppl. 114 (1972).
8. CORNELL, G. N., H. GILDER, F. MOODY, C. FREY and J. M. BEAL: The pattern of absorption following surgical shortening of the bowel. Bull. New York Acad. Med. **37**, 675 (1961).
9. DAS, J. B., R. M. FILLER, V. G. RUBIN and A. J. ERAKLIS: Intravenous dextrose-amino-acid feeding. The metabolic respone in the surgical neonate. J. Ped. Surg. **5**, 127 (1970).
10. DETTERLING, R.: Discussion to ALICAN (1). Amer. J. Surg. **121**, 159 (1971).
11. DUDRICK, S. J., D. W. WILMORE, H. M. VARS and J. E. RHOADS: Long-term total parenteral nutrition with growth, development and positive nitrogen balance. Surgery **64**, 134 (1968).
12. DUDRICK, S. J., D. W. WILMORE, H. M. VARS and J. E. RHOADS: Can intravenous feeding as the sole means of nutrition support growth in the child and restore weight loss in an adult? Ann. Surg. **169**, 974 (1969).

13. Eyal, Z., W. G. Manax, J. H. Bloch and R. C. Lillehei: Successful in vitro preservation of the small bowel including maintenance of mucosal integrity with chlorpromazine, hypothermia and hyperbaric oxygenation. Surgery **57**, 259 (1965).

14. Fortner, J. G., M. H. Shiu and A. Kunlin: Sequential biopsy studies in a human smal bowel allograft. Rapport au 9ᵉCongrès international de Gastroentérologie, Juillet 1972, Paris. Biol. et Gastro-entérol. **1972**, 5. Suppl. 2 aux Arch. Fr. Mal. App. Digestif, No. 6—7, 439 c (1972).

15. Fortner, J. G., M. H. Shiu and A. Kunlin: Orthotopic intestinal allografting after massive intestinal resection. Bull. Soc. Int. Chir. 31, 264, 1972.

16. Goott, B., R. C. Lillehei and F. A. Miller: Mesenteric lymphatic regeneration after autografts of small bowel in dogs. Surgery **48**, 571 (1960).

17. Guttman, F. M., A. Khalessi and G. Bernikoff: Whole organ preservation II. A study of the protective effect of glycerol, dimethylsulfoxide and both combined, while freezing canine intestine employing an in vitro technique. Cryobiology **6**, 339 (1970).

18. Guttmann, F. M.: persönl. Mitteilung.

19. Halsted, W. S.: Circular suture of the intestine. Amer. J. Med. Sci. **94**, 436 (1887).

20. Hardy, M. A., J. Quint and D. State: Effect of antilymphocyte serum and other immunosuppressive agents on canine jejunal allografts. Ann. Surg. **171**, 51 (1970).

21. Hardy, M. A., and W. Stamford: Absorption of fatty acids in canine intestinal autografts and allografts. Rapport au 9ᵉ Congrès international de Gastroentérologie, Juillet 1972, Paris. Biol. et Gastro-Enterol. **1972**, 5. Suppl. 2 aux Arch. Fr. Mal. App. Digestif, No. 6—7, 590 c (1972).

22. Hay, J. M., A. Kunlin, R. Parc, P. L. Faginiez, P. A. Villiers, M. Vaiman, J. Remy, C. Brocheriou, M. Nizza, G. Chomette, J. P. Clot et H. Garnier: Resultats de l'Allotransplantation orthotopique de l'intestin grèle. Rapport au 9ᵉ Congrès international de Gastroentérologie, Juillet 1972, Paris. Biol. et Gastroentérol. **1972**, 5. Suppl. 2 aux Arch. Fr. Mal. App. Digestif, No. 6—7, 586 c (1972).

23. Holmes, J. T., M. S. Klein, S. J. Winawar and J. G. Fortner: Morphological studies of rejection in canine jejunal allografts. Gastroenterology **61**, 693 (1971).

24. Holmes, T., S. J. Winawar, N. Rosenzweig and J. G. Fortner: Use of disaccharidase assays in following rejection of canine jejunal allografts, small bowel transplantation and preservation. Rapport au 9ᵉ Congrès international de Gastroentérologie, Juillet 1972, Paris. Biol. et Gastro-Entérol. **1972**, 5. Suppl. 2 aux Arch. Fr. Mal. App. Digestif, No. 6—7, 440 c (1972).

25. Holmes, J. T.: Small-bowel transplantation: An experimental study. Ann. Roy. Coll. Surg. Engl. **52**, 165 (1972).

26. Kocandrle, V., E. Harttuin and J. V. Prohaska: Regeneration of the lymphatics after autotransplantation and homotransplantation of the entire small intestine. Surg. Gynec. Obstet. **122**, 587 (1966).

27. Lehr, H. B.: Progress in long-term organ freezing. Transplantation Proc. **111**, 1565 (1971).

28. Lillehei, R. C., B. Goott and F. A. Miller: The physiological response of the small bowel of the dog to ischemia, including prolonged in vitro preservation of the bowel with successful replacement and survival. Ann. Surg. **150**, 543 (1959).

29. Lillehei, R. C., B. Goott and F. A. Miller: Homografts of the small bowel. Surg. Forum **10**, 197 (1959).

30. Lillehei, R. C., St. Goldberg, B. Goott and J. K. Longerbeam: The present status of intestinal transplantation. Amer. J. Surg. **105**, 58 (1963).

31. Lillehei, R. C., J. Idezuki, J. A. Feemster, R. H. Dietzman, W. D. Kelly, F.

K. Merkel, F. C. Goetz, G. W. Lyons and W. G. Manax: Experimental and clinical observations. Surgery **62**, 721 (1967).

32. Mach, K. M., F. K. Merkel and F. W. Preston: Glucose absorption from canine Thiry Fistulas, autografts and allografts. Rapport au 9ᵉ Congrès international de Gastro-entérologie, Juillet 1972, Paris. Biol et Gastro-Entérol. **1972**, 5. Suppl. 2 aux Arch. Fr. Mal. App. Digestif, No. 6—7, 589 c (1972).

33. Madding, G. F., P. A. Kennedy and R. T. McLaughlin: Clinical use of antiperistaltic bowel segments. Ann. Surg. **161**, 601 (1965).

34. Maximenkova, A., and V. Coulic: Faut-il réinnerver le greffon d'intestin grêle, Rapport au 9ᵉ Congrès international de gastroentérologie, Juillet 1972, Paris. Biol. et Gastro-entérol. **1972, 5.** Suppl. 2 aux Arch. Fr. Mal. App. Digestif, No. 6—7, 593 c (1972).

35. Mersheimer, W. L., J. M. Winfield and R. L. Frankhauser: Mesenteric vascular occlusion. A. M. A. Arch. Surg. **66,** 752 (1953).

36. Monchick, G. J., and P. S. Russel: Transplantation of small bowel in the rat. Technical and immunological considerations. Surgery **70,** 693 (1971).

37. Okumura, N.: Personal communication to J. Ruiz (1948).

38. Olivier, Cl., C. Olivier and R. Rettori: Les conséquences de l'interuption lymphatique et de la denervation lors de l'homotransplantation totale du grêle chez l'homme. J. Chir. (Paris) **98,** 341 (1969).

39. Olivier, C.: Homotransplantation orthotopique de l'intestin grêle et des colons droit et transverse chez l'homme. J. Chir. (Paris) **98,** 323 (1969).

40. Preston, W. F., F. U. Macalalad, R. Graber, E. J. Jackson and J. Sporn: Function and survival of jejunal homotransplants in dogs with and without immunosuppressive treatment. Transplantation **3,** 224 (1965).

41. Quint, J., M. A. Hardy and D. State: Effects of antilymphocyte serum on absorptive function and survival of dog intestinal allografts. Surg. Forum **19,** 184 (1968).

42. Ruiz, J. O., H. Uchida, L. S. Schultz and R. C. Lillehei: Problems in absorption and immunosuppression after entire intestinal allotransplantation. Amer. J. Surg. **123,** 297 (1972).

43. Saltz, H. J., and E. Luttwok: Volvulus of the midbowel and its resulting intestinal obstruction. A. M. A. Surg. **76,** 633 (1958).

44. Santulli, T. V.: Intestinal obstruction in the newborn infant. J. Ped. **44,** 317 (1954).

45. Stauffer, U. G., D. Shmerling and P. Dangel: Parenteral nutrition in pediatric surgery. Nutr. Metab. **15,** Suppl. 245 (1973).

46. Watson, D. W.: Immune responses and the gut. Gastroenterology **56,** 944 (1969).

47. Westbroeck, D. L., C. Rothengather, H. M. Vriesendorp and J. J. Van Rood: Histocompatibility and heterotopic segmental small bowel allograft survival in dogs. Europ. Surg. Res. **2,** 401 (1970).

Anschrift des Verfassers: Priv.-Doz. Dr. U. Stauffer, Leitender Arzt an der chirurgischen Abteilung der Universitäts-Kinderklinik, Steinwiesstraße 75, CH-8032 Zürich, Schweiz.

Diätetische Adaptation durch aufgeschlossene Nahrung — parenterale Ernährung, chemisch-definierte Diät, Formuladiät

Von

K. Schultis

Chirurgische Klinik der Universität Gießen, Bundesrepublik Deutschland

Mit 10 Abbildungen

Zusammenfassung

Es wird über die Grundsätze der parenteralen Ernährung und über die Möglichkeiten der oralen Ernährung durch chemisch definierte Diäten berichtet. An Hand eines Überblickes über die Pathophysiologie der Ernährung werden die bestehenden Möglichkeiten auseinandergesetzt und die Anwendung der derzeit zur Verfügung stehenden Präparate dargelegt.

Summary

Dietetic Adaptation with Semi-Digested Food — Parenteral Nutrition, Chemically Defined Diet, Formula Diet

The fundamentals of parenteral nutrition and the possibilities of oral nutrition with chemically defined diets are described. The possibilities are discussed against the background of a review of nutritional pathophysiology and the use of the available preparations set out.

1. Einleitung

Die Auffassung, eine postoperative Periode der Nahrungskarenz sei bei dem Patienten eher zum Nutzen als zum Schaden, ist auch heute noch bedauerlich weit verbreitet. Die Möglichkeiten, operierte Kinder mit Nährstoffen so schnell, wie es die Gegebenheiten erlauben, zu versorgen, sind von Kinderchirurgen und Pädiatern dankbar aufgenommen worden. Ein Verzicht auf eine konsequente Nährstoffzufuhr bedeutet in jedem Fall: Gefährdung der Prognose durch Inkaufnahme von Komplikationen, wie u. a. Ausbildung eines paralytischen Ileus, Störungen im Heilungsablauf der Wunden (von Darmanastomosen bis hin zur Haut), vermehrte Infektionsgefährdung und vieles andere.

Im Rahmen des Themas kann nicht auf die pathophysiologischen Details des Postaggressionsstoffwechsels eingegangen werden, wie sie in jüngerer Zeit, im besonderen angeregt durch die Arbeiten von Selye über den Streß und seine Folgereaktionen, erkannt wurden (8, 15, 16).

Bevorzugt nach Laparotomien und insbesondere nach Eingriffen am Ösophago-Gastro-Intestinaltrakt und hier wiederum am ausgeprägtesten nach ausgedehnten Darmresektionen stellen sich jene Ernährungsprobleme, deren Mißachtung zu deletären Konsequenzen führt. Grundsätze zu ihrer Beherrschung sollen im folgenden aufgezeigt werden:

Es steht außer Frage, daß die physiologische Form der Ernährung die effektivste ist. Ist die orale Zufuhr nicht möglich, haben wir eine der Formen der „künstlichen Ernährung" einzusetzen. Die Indikation für eine solche ist immer gegeben, wenn der Patient nicht essen darf, kann oder will bzw. seine Resorption gestört ist. Bei der Auswahl der Applikationsformen ist jede Möglichkeit über Magen- oder Darmsonden bzw. für die Nutrition suffiziente Fisteln derjenigen über Venen vorzuziehen, da hierdurch nicht nur günstigere Verteilungsbedingungen via Portalkreislauf bestehen, sondern auch die regulatorischen Funktionen der Mukosa erhalten bleiben.

2. Applikationsformen

Die Entscheidung: parenterale oder Sondenernährung, ist auf Grund folgender Überlegungen zu treffen:

2.1. Wie lange erfolgte keine vollständige Ernährung? In diesem Punkt sind einige Hinweise auf Forschungsergebnisse aus den letzten Jahren dringend erforderlich.

Schon beim Erwachsenen führt jede Nahrungskarenz über mehr als 14 Stunden zu einer katabolen Stoffwechsellage, d. h. das Gleichgewicht Proteinauf- und -abbau besteht nicht mehr; die Abbaurate überwiegt zugunsten der Glukoneogenese aus Aminosäuren. Die Proteinkatabolie beginnt überwiegend mit dem Abbau der sogenannten labilen Proteine. Das sind nach Untersuchungen von Waterlow bevorzugt Proteo-Enzyme aus der Mukosa des Darmes und aus der Leber (18). Diese Tatsache wird zur Ursache für eine akute Minderung der Verdauungs- und Resorptionsfähigkeit, der Hauptfunktionen der Mukosazellen.

Der Vollständigkeit halber sei darauf hingewiesen, daß Serum- und Muskelproteine erst nach über einer Woche in nennenswerten Anteilen katabolisiert werden. Bergmann in Linz konnte die klinische Relevanz dieser Zeitfolge an einem Fall nach Darmresektion aufzeigen. Erst nach einer Phase der parenteralen Ernährung kam die Fähigkeit zur Verdauung und die Möglichkeit der oralen Ernährung bei der von ihm beschriebenen Patientin wieder in Gang (4). Analoge Beobachtungen teilte Børresen (6) bei der Auffütterung von dystrophen Kindern in Biafra mit. Ghadimi in New York führte bei Kindern im Alter von 8 Monaten bis 5 Jahren bei nicht beherrschbaren Diarrhöen den Nachweis, daß sich ein Circulus vitiosus ausbildet, für dessen Entstehung ein Mangel an Mukosa-Enzymen verantwortlich ist, der durch parenterale Ernährung überwunden werden kann (9) (Abb. 1 a).

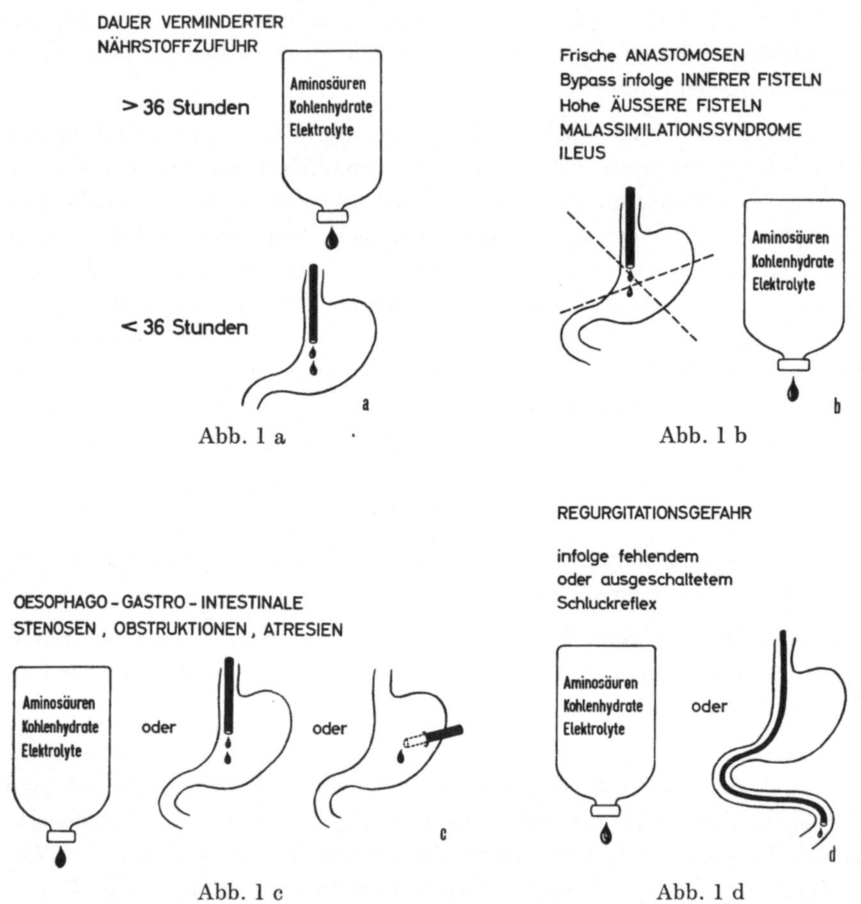

Abb. 1 a

Abb. 1 b

Abb. 1 c

Abb. 1 d

Abb. 1 a bis d. Zur Differenzierung der Indikation für die Art der Nährstoffzufuhr

Weitere Überlegungen bei der Ernährung parenteral oder oral sind:

2.2. Darf der Verdauungstrakt beansprucht werden? Frische Anastomosen, hohe äußere Fisteln oder ebensolche innere mit Bypass-Effekt, Malassimilationssyndrome der verschiedensten Genese oder drohender oder bereits ausgebildeter Ileus können zur Kontraindikation für die Sondenernährung werden (Abb. 1 b).

2.3. Stenosen können die Plazierung einer Sonde unmöglich machen. Nach eigenen Erfahrungen hat sich die Anlage von Witzel-Fisteln bei kongenitalen

Ösophagus-Atresien zur mehrwöchigen Ernährung in der Vorbereitung auf den sanierenden Zweiteingriff sehr gut bewährt (Abb. 1 c).

2.4. Es muß das Risiko durch die Gefahr einer Regurgitation im Falle des Fehlens oder der Ausschaltung des Schluckreflexes abgewogen werden. Auch hierdurch kann die Indikation zur parenteralen Nährstoffzufuhr zwingend werden, wenn es nicht gelingt, die Ernährungssonde aboral der Flexura duodenojejunalis zu plazieren, was jedoch unter Durchleuchtungskontrolle in den meisten Fällen möglich ist (Abb. 1 d).

3. Nährstoffbedarf

Das Kind ist in allen ernährungsphysiologischen Fragen kein Diminutivum des Erwachsenen (13). Eine Erörterung der speziellen Bedarfsfragen für Wasser, Elektrolyte und Nährstoffsubstrate ist deshalb hier nicht zu umgehen.

3.1. Flüssigkeitsbedarf

Der Säugling ist gegenüber Unter- und Überdosierung außerordentlich anfällig. Mit der für Erwachsene gültigen Berechnungsformel 1500 ml Flüssigkeit pro m² Körperoberfläche und Tag ergeben sich beim Säugling und überhaupt beim Kind ganz erhebliche Defizite zum tatsächlichen Bedarf. Erst ab dem 14. Lebensjahr bei etwa 1,5 m² Körperoberfläche hat diese Formel ihre Gültigkeit. Bis dahin ist als Grundlage der Berechnung das Körpergewicht heranzuziehen. Dem gesteigerten Metabolismus mit seinem erhöhten Wasserbedarf der Neugeborenen wird mit dem einfachen Dosierungsschema in Abb. 2 Rechnung getragen (3).

In der ersten Lebenswoche
Flüssigkeit in ml = (Lebenstage - 1) x 70

Die derart ermittelte Dosis darf
1/5 des Körpergewichtes
nicht überschreiten.

Abb. 2. Formel zur Ermittlung des Flüssigkeitsbedarfs Neugeborener

3.2. Elektrolytbedarf

Bei Früh- und Mangelgeborenen schwanken die Serum-Elektrolytwerte beträchtlich. Beim Säugling kann der Wasser- und Mineralhaushalt allein durch die Nahrung stark beeinflußt werden. Schon der Ausfall von zwei Flaschenmahlzeiten kann zu einer deutlichen Exsikkose führen. Die Flüssigkeitsräume der Säuglinge und Kleinkinder sind von denen der Erwachsenen sehr verschieden. Der Säugling ist wegen seines großen Extrazellulärraumes relativ natriumreich und kaliumarm. Die homöostatische Regelbreite des Säuglings ist wesentlich geringer als bei Jugendlichen. Die Niere des Neugeborenen kann Natrium nur langsam abgeben bzw. Neugeborene benötigen etwa 2¹/₂mal soviel Flüssigkeit für ihre Natriumausscheidung wie Erwachsene. Auch die Fähigkeit zu verdünnen ist eingeschränkt. Die kindliche Niere hat wohl die Fähigkeit zu konzentrieren; sie bedient sich dieser jedoch nur in extremen Situationen. Dies fördert die Neigung zur Exsikkose. Der Elektrolytbedarf ist von diesen Faktoren bestimmt; der in Abb. 3 angegebene Bedarf stimmt mit der Zusammensetzung der Muttermilch weitgehend überein.

Die zur Anwendung kommenden Basiselektrolytlösungen müssen sowohl an diesem Elektrolytbedarf als auch an den Gegebenheiten der kindlichen Niere orientiert sein.

Elektrolyte	mval/kg Körpergewicht u. Tag
Na^+	3 - 4
Cl^-	2 - 3
K^+	2 - 3
Mg^{++}	0,2 - 0,3
Ca^{++}	1,2

Abb. 3. Elektrolytbedarf bei Säuglingen und Kleinkindern

3.3. Kalorienbedarf

Vor der Geburt ist der Fötus optimal „parenteral" ernährt. Der sogenannte physiologische Gewichtssturz post partum oder nach Operationen bei Neugeborenen und Kleinkindern kann durch quantitativ und qualitativ optimale Ernährung vermieden werden (17).

Neugeborene, besonders Frühgeburten oder Mangelgeburten, können bis zu 130 Kalorien pro kg Körpergewicht und Tag benötigen. Ein optimaler Ablauf des Intermediärstoffwechsels ist nur zu erreichen, wenn die Relation von Aminosäuren in g zu Kalorien in Form von Kohlenhydraten und eventuell weiteren Energieträgern wie Fett oder Äthanol mit wenigstens 1 : 30, besser 1 : 40 bis 45 eingestellt wird (Abb. 4).

LEBENSJAHR	Kcal/kg Körpergewicht/Tag
Früh und Mangelgeborene	über 100
1. Lebensjahr	ca. 95
2. - 5. Lebensjahr	ca. 70
6. - 9. Lebensjahr	ca. 60
10. - 13. Lebensjahr	ca. 50

Abb. 4. Kalorienbedarf in den verschiedenen Altersstufen

Kohlenhydrate werden als Kalorienträger und Lieferanten von Vorstufen für wichtige andere Verbindungen benötigt. Fehlen Kohlenhydrate oder werden ungenügend angeboten, werden Aminosäuren zur Gluconeogenese herangezogen, und die Stickstoffbilanz verschlechtert sich. Der Bedarf an Kohlenhydraten ist eng an demjenigen für die Gesamtkalorien orientiert und kann über den angegebenen Basisbedarf oft hinausgehen.

Sieht man davon ab, daß essentielle Fettsäuren, also die ungesättigten Fettsäuren wie Linolsäure und Arachidonsäure, Vitamincharakter haben, besteht im Rahmen ernährungsphysiologischer Betrachtungen kein Grund dafür, Fett in der Ernährung zuzuführen. Auf Einzelheiten wird noch einzugehen sein.

Nach den bisherigen Ausführungen über den Bedarf bleibt einiges zu der speziellen Problematik der Zufuhr der erforderlichen Kalorien bei parenteraler Ernährung zu sagen.

Glukoseaustauschstoffe, wie sie nicht nur in der Kombination mit Aminosäuren angeboten werden, sondern heute auch als sogenannte Kombinationslösungen, z. B. Lävulose, Glukose, Xylit in einem Verhältnis 2 : 1 : 1*, Verwendung finden, haben ein wesentlich geringeres Risiko als nur Glukoseinfusion (15). Sie beeinträchtigen die Glukosehomöostase wesentlich weniger, da ein geringeres Glukoseangebot in der Zeiteinheit nur den akuten Bedarf deckt und somit vermieden wird, daß es einmal zu eklatanten akuten Erhöhungen des Glukosespiegels im Blut und damit auch zu intensiven Insulinliberationen kommt. Darüberhinaus wird durch die über Stunden anhaltende Glukosebildung aus den Präkursoren Fruktose und Xylit, die bei der Beachtung der Dosierungsempfehlungen zu keinen Stoffwechselveränderungen anderer Art führen als Glukose, die Sicherung der Glukosehomöostase, deren Bedeutung nicht unterschätzt werden darf, garantiert. Etwa 25% der Gesamtkohlenhydratzufuhr sollen in Form von Glukose erfolgen, um den Bedarf des Zentralnervensystems sicherzustellen.

Zur Fruktose ist zu sagen, daß sie im Vergleich zur Glukose insulinunabhängig von der Leber aufgenommen und bei allen Zuständen mit Glukoseverwertungsstörungen unvermindert utilisiert werden kann. Solche Glukoseverwertungsstörungen liegen nach jedem Streß vor. Die renalen Verluste sind in der postoperativen, ebenso in der postpartalen wie auch in der posttraumatischen Phase am niedrigsten. Die seltene Fruktoseintoleranz (1 : 200 000), die bei üblicher oraler Ernährung der Säuglinge erst im 4. bis 5. Monat bei Übergang auf Fruchtsäfte diagnostiziert wird, kann durch eine Testdosis von 0,2 bis 0,5 g Fruktose pro kg Körpergewicht ausgeschlossen werden.

Die vereinzelten in der Literatur mitgeteilten Fälle von Laktatazidosen nach Fruktoseinfusionen, deren Ausbildung einen Laktatanstieg von über 60 mg% voraussetzt, sind stets auf eine Mißachtung der gebotenen und einzuhaltenden Dosierungsempfehlungen zurückzuführen. Es sollte pro kg Körpergewicht und Stunde eine Dosis von 0,25 g nicht überschritten werden.

Alles, was hier über Fruktose dargestellt wurde, gilt in gleicher Weise auch für den Sorbit, da dieses Substrat sofort nach seiner Oxydation in den Fruktosestoffwechsel einfließt und auf keine andere Weise metabolisiert werden kann.

---

* TRIOFUSIN®, J. Pfrimmer u. Co., Erlangen.

Schließlich ist noch für den Xylit festzustellen, daß bei Beachtung der Dosierungsempfehlungen für dieses Substrat, die ebenfalls bei maximal 0,25 g pro kg und Stunde liegen, Befürchtungen in bezug auf irgendwelche Nebenwirkungen nicht berechtigt sind (19). Dagegen ist für dieses Substrat nachgewiesen, daß sein antiketogener und sein stickstoffsparender Effekt im besonderen auch in der pseudodiabetischen posttraumatischen Phase im Postaggressionsstoffwechsel intensiver ausgeprägt ist als bei den anderen Kohlenhydraten.

Dank dieser in jüngster Zeit entwickelten Kohlenhydratkombinationslösungen ist der Einsatz von Triglyceridemulsionen kaum mehr erforderlich. Infolge der korpuskulären Eigenschaften der Emulsionspartikel entfalten diese Fremdkörpereigenschaften und führen dadurch mindestens zu einem partiellen Block des RHS und der Granulozyten. Auch die Gefahr des Overloadingsyndroms besteht bei Fettinfusionen nach wie vor, wie Födisch (7) 1972 aus dem Pathologisch-Anatomischen Institut der Universität Innsbruck bei einem 8jährigen Jungen berichtete. Sollte man jedoch auf die Gabe von Fettinfusionen nicht verzichten wollen, so muß darauf hingewiesen werden, daß die Gesamtmenge an Fett in 4 bis 5 Einzeldosen verabreicht werden soll, wobei die Einzeldosis innerhalb von $1^{1}/_{2}$ Stunden wegen der Fettklärung infundiert sein sollte.

Jürgens und Hofert (10, 11) konnten bei ihren Infusionsprogrammen in der Neugeborenen- und Frühgeborenenchirurgie nahezu ohne Fett auskommen und erzielten ansteigende Gewichtskurven bei positiven Stickstoffbilanzen. Ein echter Bedarf an Fett bei einer parenteralen Langzeit-Ernährung ergibt sich aus der Notwendigkeit der Zufuhr essentieller Fettsäuren.

Schließlich sei darauf hingewiesen, daß auf Äthanol als Kalorienträger nur bei Neugeborenen verzichtet werden muß; Bachmann (2) konnte schon bei Kleinkindern zeigen, daß sich der zusätzliche Einsatz von Äthanol im Austausch zu Fettkalorien in der parenteralen Ernährung gut bewährt hat.

3.4. Aminosäurenbedarf

Der wachsende Organismus hat neben dem hohen Kalorienbedarf auch einen entsprechend hohen Aminosäurenbedarf. Bei Vermehrung der Körpermasse steigt parallel der relative Stickstoffgehalt (von 2% auf 3%). Ein Fehlen der Stickstoffretention muß als pathologisch betrachtet werden. Eine negative Stickstoffbilanz führt in diesem Alter sehr rasch zu einer Dystrophie mit all ihren Folgen.

Basisbedarf bei Säuglingen und Kindern
1,6 - 2 g/kg Körpergewicht und Tag

Frühgeborene, hypotrophe Neugeborene
und Neugeborene nach operativem Eingriff
2-3 g/kg Körpergewicht und Tag

Abb. 5. Aminosäurenbedarf bei Kindern verschiedenen Alters

Es ist nicht gleichgültig, welches Aminosäurengemisch zugeführt wird. Eine verdünnte Erwachsenenlösung z. B. für die parenterale Ernährung kann — wie JÜRGENS und DOLIF (10) zeigen konnten — gegebenenfalls Aminosäurenimbalanzen mit der Gefahr der Hirnschädigung hervorrufen. Bei der Entwicklung einer Aminosäuren-Kohlenhydrat-Elektrolyt-Mischung für die Pädiatrie mußte die Assimilationsrate jeder einzelnen Aminosäure aus dem Blutstrom unreifer Frühgeborener und Neugeborener untersucht werden. Nur die Aufrechterhaltung der Homöostase für jede einzelne Aminosäure beweist die Richtigkeit eines Lösungsgemisches.

AMINOSÄUREN

essentielle Aminosäuren

ISOLEUCIN	–
LEUCIN	–
LYSIN	↓
METHIONIN	↓↓
PHENYLALANIN	↓
THREONIN	–
TRYPTOPHAN	–
VALIN	–

semiessentielle Aminosäuren

ARGININ	↓↓
HISTIDIN	↓↓

sog. nichtessentielle Aminosäuren

PROLIN	↓↓
ALANIN	↓
GLYZIN	↓↓↓
ASPARAGINSÄURE	↑
ZYSTIN	↑
TYROSIN	↑

Abb. 6. Unterschiede in den Aminosäurenpattern Neugeborener gegenüber dem Erwachsenen

Die unterschiedliche Verwertung der Aminosäuren zwang insbesondere bei Methionin, Phenylalanin, Histidin, Arginin, Glyzin und Prolin zu einschneidenden Relationsveränderungen gegenüber den Erwachsenenlösungen. Im Gegensatz zu den Verhältnissen der Erwachsenen erwies sich auch die Notwendigkeit, Asparagin, Zystin und Tyrosin zuzuführen. Letzteres scheint für diesen Lebensabschnitt eine essentielle Aminosäure zu sein (Abb. 6). Aufgrund der Untersuchungen von JÜRGENS und DOLIF ist heute inzwischen eine bereits klinisch bewährte Lösung zur parenteralen Ernährung von Kindern folgender Zusammensetzung auf dem Markt:

Aminofusin Päd 300 und 600 *

Aminosäuren	Aminofusin Päd 300 g/l	Aminofusin Päd 600 g/l
L-Isoleuzin	1,20	2,511
L-Leuzin	1,40	2,790
L-Lysin (als Base ber.)	1,12	2,092
L-Methionin	0,45	0,976
L-Zystin	0,10	0,118
L-Phenylalanin	0,90	1,813
L-Tyrosin	0,20	0,279
L-Threonin	0,80	1,743
L-Tryptophan	0,30	0,558
L-Valin	1,00	2,092
L-Histidin	0,35	0,698
L-Arginin	1,80	3,487
L-Alanin	3,40	9,254
L-Asparaginsäure	2,00	4,045
L-Glutaminsäure	6,50	9,500
L-Prolin	2,00	4,185
Glyzin	2,00	3,845
	25,52 = 2,5%	49,986 = 5%
Kohlenhydrate		
Sorbit	25,0	50,0
Xylit	25,0	50,0

Mineralien	mval/l	mg/100 ml	mval/l	mg/100 ml
Na^+	30,5	70,2	30,5	70,2
K^+	25	97,6	25	97,8
Ca^{++}	20	40,1	20	40,1
Mg^{++}	2,5	3	10	12,3
Cl^-	30	106,9	4,5	16,6
$Azetat^-$	6	35,4	14	84,5

Gesamt-N 3,52 g/l	bzw. 1,76 g/500 ml bzw. 0,88 g/250 ml	7,08 g/l	bzw. 3,54 g/500 ml bzw. 1,77 g/250 ml
Kalorien etwa 300 kcal/l	bzw. 150 kcal/500 ml bzw. 75 kcal/250 ml	600 kcal/l	bzw. 300 kcal/500 ml bzw. 150 kcal/250 ml

* Hersteller: J. Pfrimmer + Co., Erlangen, BRD.

4. Durchführung der Ernährung mit aufgeschlossener Nahrung

Eine künstliche Ernährung kann heute mit folgenden drei Möglichkeiten durchgeführt werden:

1. mit Lösungen zur parenteralen Ernährung,
2. mit chemisch definierten Diäten über Sonde oder oral,
3. mit Formuladiäten über Sonde oder oral.

4.1. Parenterale Ernährung

Der Einsatz von Lösungen in der Pädiatrie und damit auch in der Kinderchirurgie, die nur verdünnte Lösungen für Erwachsene sind, muß heute als unzweckmäßig bezeichnet werden, speziell für die Pädiatrie entwickelte Infusionslösungen sollten hier in jedem Fall den Vorzug finden.

4.2. Chemisch definierte Diäten

Ebenso wie bei der parenteralen Ernährung werden bei einer Ernährung oral oder über Sonde mit der sogenannten chemisch definierten Diät (CDD) die Möglichkeiten der Zufuhr der Nährstoffe in ihren Einzelbausteinen ausge-

Chemisch definierte Diät (CDD)
In 81 g Pulver = 1 Beutel: Kalorien: 300 kcal
AMINOSÄUREN: ca. 6 g
KOHLENHYDRATE: ca. 70 g
(ca. 35 % Mono- und
ca. 65 % Oligosaccharide
SAFLORÖL   222 mg
(90 - 95 % essentielle
Fettsäuren)
VITAMINE
ELEKTROLYTE   } adäquat bilanziert
SPURENELEMENTE
Osmolarität bei Lösung
in 300 ml: = 950 mosmol / l

Abb. 7. Zusammensetzung einer chemisch definierten Diät (Vivasorb ® — sogenannte Astronautenkost)

nutzt (20). Die CDD bietet heute bereits für einen Teil der Fälle eine ernstzunehmende Alternative für die parenterale Ernährung.

Ihr Wesen liegt in der Aufbereitungsform der Nährstoffe des Gemisches. Die Aminosäuren decken den Bedarf für die gesamte Proteinsynthese des Organismus. Die Kohlenhydrate werden als Mono- und Oligosaccharide verabreicht. Die zugegebenen Mengen von Fett sind ausschließlich zur Deckung des Bedarfs an essentiellen Fettsäuren gedacht. Die Vitamine, Elektrolyte und Spurenelemente komplementieren das Ernährungsregime (Abb. 7). Da bei einer Ernährung mit einer chemisch definierten Diät kaum eine Digestion erforderlich ist, erfolgt die Resorption bei nur 50 cm Dünndarm vollständig. Die heute zur Verfügung stehenden Präparationen erlauben eine Ernährung des Erwachsenen, wobei ein schlechter Geschmack infolge der Aminosäuren und eine defizitäre Zufuhr an essentiellen Fettsäuren noch in Kauf genommen werden muß. Eine Langzeiternährung von Kindern ist wegen der niedrigen Dosierung der Aminosäuren und

der essentiellen Fettsäuren bei den heute vorliegenden Präparationen noch nicht
opportun, wohingegen kurzfristige Ernährung bis zu einer Woche ohne Beden-
ken durchgeführt werden kann. Da die in Lösung gebrachten Gemische der chemisch definierten Diäten gegenüber dem Darminhalt hyperosmolar sind, empfiehlt
es sich, die Applikation durch Tropf bzw. mit Hilfe von Rollerpumpen kontinuierlich über 24 Stunden durchzuführen, wobei es unter Umständen ratsam
sein kann, die hierfür benutzten Sonden über den Pylorus hinaus bis in das
Duodenum vorzuschieben, um die Proportionierung durch den Pylorus auszu-
schalten.

Bessere, auch für Kleinkinder geeignete Produkte sind heute bereits auf
Anforderung von der Industrie erhältlich und befinden sich in einem so weit
fortgeschrittenen Stadium der Entwicklung, daß noch im Verlaufe des Jahres 1974
damit gerechnet werden kann, daß derartige Produkte auf den Markt kommen.

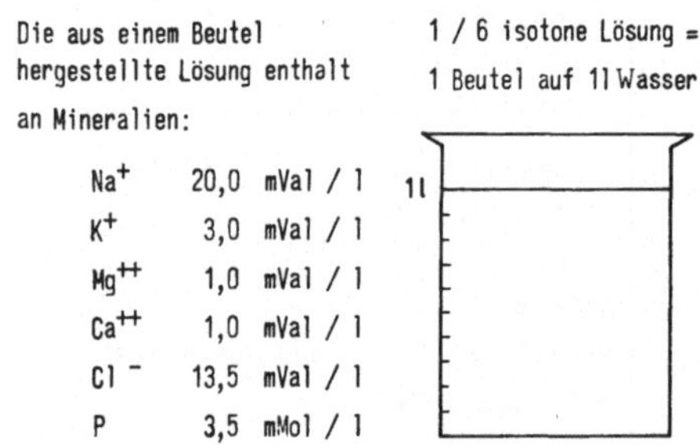

Abb. 8. Orale Wasser- und Elektrolytzufuhr für Säuglinge und Kleinkinder (Mineraldrink)

Eine weitere Möglichkeit einer regulativ therapeutischen Maßnahme besteht
in der Verabreichung der Elektrolyt-Kohlenhydrat-Mineraldrinks, die peroral
ebenso wie über Sonde verabreicht werden können (1). Abb. 8 informiert über
die Zusammensetzung und Applikation bei Säuglingen und Kleinkindern. Mit
diesem Präparat kann eine rasche und gezielte Substitution bei Flüssigkeitsverlusten sichergestellt werden, da die intestinale Resorption von Wasser und
Elektrolyten in Abhängigkeit vom tatsächlichen Bedarf erfolgt.

4.3. Formuladiäten

Während die CDD aus chemisch exakt definierbaren Substraten besteht,
sind die Formuladiäten standardisierte, nährstoffdefinierte, pulverisierte oder
wasserverdünnte Nährstoffgemische, die peroral oder über Sonde verabfolgt
werden können.

Die auf Abb. 9 angegebene Zusammensetzung für eine Formuladiät ist bezo-
gen auf 100 g Pulver.

Das mit Zystin supplementierte Proteingemisch ist speziell dem menschlichen Bedarf angepaßt; es hat deshalb eine besonders hohe biologische Wertigkeit und ist sehr leicht verdaulich.

Das wohlausgewogene Gemisch der Kohlenhydrate gewährleistet eine gleichmäßige Resorption. Der Milchzucker-(Laktose-)Anteil ist bewußt niedrig gehalten. Er liegt mit etwa 10% unter der Schwelle, ab der es zu osmotisch bedingten Diarrhöen kommen kann.

In den meisten in der Natur vorkommenden Fetten herrschen die sogenannten langkettigen Fettsäuren (LCT) vor. Mittelkettige Triglyzeride (MCT) enthalten Fettsäuren mittlerer Kettenlänge (12). Ihr Vorzug gegenüber dem LCT ist die leichtere Verdaubarkeit und die — teils dadurch bedingte, teils aber auch davon unabhängige — leichtere Resorbierbarkeit. Ein weiterer we-

FORMULADIÄT

In 100g Pulver = 1 Beutel: Kalorien: 500kcal

EIWEISS:	19 g
(mit Zystinzusatz)	
KOHLENHYDRATE:	60 g
Mono -, Oligo- und Polysaccharide	
FETT:	19 g
80 % MCT	
20 % LCT	
(65% essentielle Fettsäuren)	
VITAMINE	
ELEKTROLYTE	adäquat bilanziert
SPURENELEMENTE	

Abb. 9. Zusammensetzung einer optimiert bilanzierten Formuladiät (Biosorbin® MCT)

sentlicher Vorteil für bestimmte Erkrankungen kann darin gesehen werden, daß der Transport der MCT im Gegensatz zu demjenigen der LCT nicht über die Lymphe, also via Ductus thoracicus, in das venöse Blut erfolgt, und somit die MCT unmittelbar über das Pfortaderkreislaufsystem die Leber erreichen. Der Bedarf an höher ungesättigten essentiellen Fettsäuren wird in der hier vorgestellten Präparation durch Sonnenblumenöl, das 65% Linolsäure enthält, gedeckt.

Die Kalorienprozente verteilen sich mit etwa 15% auf Eiweiß, etwa 35% auf Fett und etwa 50% auf Kohlenhydrate, was als ein optimales Mengenverhältnis zur Sicherung einer ausgeglichenen anabolen Ausnützung gilt. Die Mineralien sind dem Erhaltungsbedarf angepaßt. Eine gewisse Ausnahme macht Natrium mit 80 mval in der Tagesportion. Der Natriumgehalt wurde bewußt niedrig gewählt, um im Salzgehalt eingeschränkte Kostformen zu ermöglichen. Nachsalzen kann daher angezeigt sein.

Schließlich sei ganz am Rande darauf hingewiesen, daß das Präparat ebenso wie die chemisch definierten Diäten glutenfrei ist und sich deshalb ausgezeichnet zur Diagnostik von Glutenenteropathien eignet. Die hier vorgestellte Präparation eignet sich als komplette flüssige Sondennahrung, Flaschennahrung oder Getränk. Bei ausschließlicher Anwendung empfehlen sich die folgenden Dosierungsrichtlinien:

Säuglinge und Kleinkinder bis zum Ende des

1. Lebensjahres: 20 g Biosorbin MCT/kg Körpergewicht und Tag
                     1 g wird in jeweils 7 bis 10 ml bzw. g Wasser angerührt.

Kinder und
Jugendliche: 10 bis 15 g Biosorbin MCT/kg Körpergewicht und Tag
                     1 g wird in jeweils 8 ml Wasser angerührt.

Krankhafte Flüssigkeitsverluste können mit dem bereits erwähnten Mineraldrink aus Elektrolyten und Kohlenhydraten gesondert berücksichtigt werden.

Darüberhinaus empfiehlt sich Biosorbin MCT als Zusatznahrung. Es kann mit fast jeder denkbaren Nahrung gemischt werden und geschmacklich durch Zugabe von z. B. Obstsäften oder Aromastoffen (z. B. Vanille) in beliebiger Weise variiert werden.

5. Voraussetzung für die Durchführung einer effektiven Ernährung

Bevor eine Ernährung mit aufgeschlossener Nahrung, sei es parenteral, über eine Sonde oder oral begonnen wird, es ist notwendig für die wesentlichsten Funktionen, die für die Verwertung der Nährstoffe erforderlich sind einen Status zu erheben.

Abb. 10 zeigt eine Liste der in Frage kommenden Parameter. Im Zusammenhang dieser Ausführungen sind die Details der physikalischen, klinischen und chemischen Methoden nicht zu besprechen (14).

FUNKTIONSBEREICH	DIAGNOSTISCHE, PARAMETER
WASSER UND ELEKTROLYTHAUSHALT	GEWICHTSVERLAUF, FIEBER, DURST GEWEBSTURGOR, WASSERBILANZ, ELEKTROLYTE, HcT, HYPOPROTEINAMIE, HYPALBUMINAMIE
NIERENFUNKTION	URINVOLUMEN, OSMOLARITAT, SPEZIFISCHES GEWICHT, ggf. ELEKTRCLYTBILANZ
DARMFUNKTION	STUHLGANG-FREQUENZ, MENGE, PERISTALTIK, ERBRECHEN
SÄURE-BASEN-HAUSH.	FOETOR, ASTRUPKONTROLLEN (PH, pCO$_2$, BASENÜBERSCHUSS STANDARDBIKARBONAT), LACTAT UND KETOKORPER
HERZ, KREISLAUF O$_2$-SÄTTIGUNG	DURCHBLUTUNG (ZYANOSE, SCHLEIM-HAUTE, ACREN), BLUTDRUCK, PULS, ggf ZVD, ATMUNG
LEBERFUNKTION	IKTERUS, BILIRUBIN, TRANSAMINASEN

Abb. 10. Statuserhebung vor Beginn einer künstlichen Ernährung

Wesentlich erscheint aber der Hinweis, daß die Liste der Parameter, die Auskunft über die Suffizienz des Intermediärstoffwechsels als Bedingung für die sinngerechte Verwertung der zugeführten Nährstoffe zu geben hat, in Zukunft noch erhebliche Änderungen bzw. Erweiterungen erfahren wird. Es liegt auf der Hand, daß die für die Statuserhebung erforderlichen Parameter in entsprechenden Zeitabständen bei der Durchführung der künstlichen Ernährung immer wieder überprüft werden müssen. Ebenso wie der Beginn der Ernährung eng verbunden ist mit der Korrektur gestörter Homöostasen oder sonstiger pathologischer Veränderungen, insbesondere im Wasser-, Elektrolyt- und Säurebasenhaushalt, müssen während der Ernährung auftretende derartige Veränderungen immer wieder einer möglichst raschen konsequenten Korrektur zugeführt werden. Es ist unter Beachtung dieser Forderungen heute mit den Möglichkeiten von sogenannten aufgeschlossenen Nahrungen, die entweder keine oder sehr geringe Beanspruchung an die Verdauungs- und Resorptionsleistungen des Gastrointestinaltraktes stellen, möglich, jede erforderliche Ernährung durchzuführen.

Literatur

1. AHNEFELD, F. W., und R. DÖLP: Störungen im Wasser- und Elektrolythaushalt. Text der Diareihe 1 der Jacques-Pfrimmer-Gedächtnisstiftung.
2. BACHMANN, K. D.: Zur Frage der parenteralen Flüssigkeitstherapie. Therapie der Gegenwart **99,** 97—106 (1960).
3. BACHMANN, K. D.: Die parenterale Flüssigkeitstherapie und Ernährungsmöglichkeiten bei Frühgeborenen. In WILLI, H.: Symposium über die Ernährung des Frühgeborenen. Basel: S. Karger, 1964.
4. BERGMANN, H., ST. NECEK, D. A. COATS und K. LANG: Komplette parenterale Ernährung nach exzessiver Darmchirurgie. Wien. klin. Wschr. **84,** 708—712 (1972).
5. BIHLER, K., und A. BILLIG: Enterale Sondenlangzeiternährung über 285 Tage. Im Druck.
6. BØRRESEN, H. CH., A. G. CORAN und O. KNUTRUD: Metabolic results of parenteral feeding in neonatal surgery. Ann. Surg. **172,** 291—301 (1970).
7. FÖDISCH, H. J., A. PROBST und G. MIKUZ: Fettüberladungssyndrom nach parenteraler Zufuhr von Lipidemulsionen. Verh. d. Dtsch. Ges. f. Pathologie, 56. Tagung. Hrsg.: G. SEIFERT, S. 431—435. Stuttgart: G. Fischer, 1972.
8. FREY, R., und W. FEKL: Möglichkeiten und Notwendigkeiten der parenteralen Ernährung mit Aminosäureninfusionen. Klinikarzt **3,** H. 5, 147—151. H. 6, 165—169, H. 7, 189—193 (1974).
9. GHADIMI, H., S. KUMAR and F. ABACI: Endogenous amino acid loss and its significance in infantile diarrhea. Pediat. Res. **7,** 161—168 (1973).
10. HOFERT, C., CH. PANTELIADIS, D. DOLIF und P. JÜRGENS: Bilanzierte parenterale Ernährung von Frühgeborenen. Mschr. Kinderheilk. **121,** 525—530 (1973).
11. JÜRGENS, P., D. DOLIF, CH. PANTELIADIS und C. HOFERT: Kontrollierte parenterale Ernährung von Frühgeborenen. Z. Ernährungswiss., Suppl. 15, 69—103 (1973).
12. KAUNITZ, H.: Dietary Use of MCT. In: Bilanzierte Ernährung in der Therapie. Internationales Symposium in Nürnberg, April 1970. Hrsg.: K. LANG, W. FEKL und G. BERG, S. 25—30. Stuttgart: G. Thieme, 1971
13. LOTHALLER, H.: Ernährung und Ernährungsstörungen im Säuglings- und Kleinkindesalter. Wien: W. Maudrich, 1974.

14. Schultis, K.: Kontrolluntersuchungen/Check Inspections. Z. Ernährungswiss., Suppl. 9, 32—74 (1970).
15. Schultis, K., H. Bickel, H. Beisbarth und O. Brand: Ernährungsphysiologische Möglichkeiten zur Vermeidung der stressinduzierten Katabolie. Infusionstherapie 1 (Sonderheft 2), 69—78 (1974).
16. Selye, H.: Das allgemeine Adaptionssyndrom als Grundlage für eine einheitliche Theorie der Medizin. Dtsch. Med. Wschr. 76, 965—967, 1001—1003 (1951).
17. Shmerling, D. H., und P. Dangel: Praktische Erfahrungen mit vollständiger, langfristiger parenteraler Ernährung in der Pädiatrie. In: Grundlagen und Praxis der parenteralen Ernährung. Symposium Homburg/Saar, Dez. 1972. Hrsg.: K. L. Heller, K. Schultis und B. Weinheimer, S. 177—185. Stuttgart: G. Thieme, 1974.
18. Waterlow, J. C., and J. M. L. Stephen: Adaptation of the rat to a low-protein diet: the effect of a reduced protein intake on the pattern of incorporation of L-[^{14}C] lysine. Brit. J. Nutr. 20, 461—484 (1966).
19. Willgerodt, H., K. Beyreiss und H. Theile: Der Umsatz von Xylit und sein Einfluß auf die Glukose- und Laktatkonzentrationen im Blut und den Säure-Basen-Haushalt von Neugeborenen. Acta biol. med. german. 28, 651—665 (1972).
20. Winitz, M., and R. F. Adams: Chemically Defined Diets — A New Approach to Metabolic Nutrition. In: Bilanzierte Ernährung in der Therapie. Internationales Symposium in Nürnberg, April 1970. Hrsg.: K. Lang, W. Fekl und G. Berg, S. 46—66. Stuttgart: G. Thieme, 1971.
21. Wolfram, G.: Die Bedeutung der essentiellen Fettsäuren in der parenteralen Ernährung. In: Grundlagen und Praxis der parenteralen Ernährung. Symposium Homburg/Saar, Dez. 1972. Hrsg.: K. L. Heller, K. Schultis und B. Weinheimer, S. 96—101. Stuttgart: G. Thieme, 1974.

Anschrift des Verfassers: Professor Dr. K. Schultis, Lipsweg 2, D-8520 Erlangen. Bundesrepublik Deutschland.

Zusammenfassung der Diskussion

Um den Schwierigkeiten aus dem Wege zu gehen, die gesamte Diskussion wiederzugeben, sollen in wenigen Punkten deren wesentliche Inhalte zusammengefaßt werden:

1. Entscheidend ist nicht das Ausmaß des resezierten Dünndarmes, sondern die Länge des verbleibenden Dünndarmes (sogenannter „Restdünndarm").

2. Das Problem des Darmausfalles beginnt, wenn weniger als 50 cm Dünndarm beim Neugeborenen übrig bleiben.

3. Übereinstimmend wurde festgestellt, daß die größte Schwierigkeit der Aufbau der oralen Ernährung ist. Der Beginn der oralen Ernährung mit Salzlösungen und Monosaccharidlösungen, neuerdings auch mit Aminosäurelösungen, ist obligatorisch. Erst später können Polysaccharide zugefüttert werden. Da sich die Fettresorption als letzte Funktion wiederherstellt, ist bei Beginn der Verabreichung von Milchpräparaten die Fettarmut dieser zu fordern. Die meisten Autoren beginnen daher mit Eledon, nur einzelne mit Frauenmilchtrockenpräparaten, die wahrscheinlich entfettet sein müssen, damit sie vertragen werden. Genaue Angaben konnten darüber nicht erhalten werden, doch ist eine andere Möglichkeit nicht vorstellbar. Normale Frauenmilch ist wegen des zu hohen Fettgehaltes kontraindiziert.

4. Während des ganzen Ernährungsaufbaues ist eine genaue Flüssigkeits- und Elektrolytbilanz unerläßlich. Wenn irgend möglich sollte auch eine Fettbilanz durchgeführt oder wenigstens der Gesamtfettgehalt der Stühle kontrolliert werden. Mehr als 5% Fett im Stuhl ist ein Alarmzeichen.

5. Überlastungsreaktionen, die mit schweren Durchfällen, schwerer Azidose und schweren Flüssigkeitsverlusten einhergehen, sollten möglichst vermieden werden. Sie sind durch vorübergehende vollständige orale Nahrungskarenz und komplette parenterale Ernährung abzufangen. In praxi sind diese Überlastungsreaktionen jedoch nicht zu vermeiden, da man einen Ernährungsaufbau immer wieder bis zur Toleranzgrenze führt und diese Toleranzgrenze sehr oft durch eine Überlastungsreaktion angezeigt wird.

6. Eine hyperkalorische Ernährung in sensu strictiori ist nicht nötig, doch ist ein ausreichender parenteraler Ersatz von Flüssigkeit, Elektrolyten, Eiweiß und Kalorien unerläßlich. Eine positive N-Bilanz und Gewichtszunahme muß dies nachweisen. In späteren Phasen muß der parenterale Ersatz intermittierend

jeden 2. oder jeden 3. Tag als Basistherapie gegeben werden. Nur eine ausreichende Eiweiß- und Kalorienzufuhr gewährleistet eine vollständige Ausnützung der Resorptionsleistung des Darmes. Der gesamtonkotische Druck durch den Plasma-Eiweißspiegel und das Längenwachstum werden obligatorisch aufrechterhalten. Steht dafür zu wenig Grundenergie und Baustoffsubztanz zur Verfügung, wird auf anderen Gebieten eingespart. Eine Verschlechterung der Immunitätslage, eine mangelnde Reserve an Blutgerinnungsfaktoren und eine mangelnde Enzymaktivität und damit eine eingeschränkte Resorptionsleistung ist die Folge.

7. Die verschiedenen operativen Verfahren zur Vergrößerung der Resorptionsleistung des Darmes sind derzeit trotz experimenteller Erfolge in ihrer klinischen Anwendung noch problematisch. Das gleiche gilt für die aussichtsreich erscheinende Dünndarmtransplantation. Der vollständige Ersatz des Dünndarmes durch Transplantation ist auf Grund der ausgedehnten immunologischen Apparate des Dünndarmes wahrscheinlich nicht möglich, sodaß auch hier nur ein Teilersatz in Frage kommt.

8. Sehr aussichtsreich erscheint heute die zusätzliche Ernährung mit chemisch definierten Diäten, vor allen Dingen mit Aminosäurelösungen, wie sie im Vivasorb bei uns in Europa zur Verfügung steht. Klinische Versuche bei Neugeborenen haben jedoch ergeben, daß für eine vollständige Ernährung mit diesen Präparaten der Stickstoffgehalt zu niedrig ist, so daß eine Verbesserung dieser Präparate notwendig erscheint. Als Zusatzernährung haben sie sich jedoch bisher ausgezeichnet bewährt und scheinen eine echte Ergänzung zur parenteralen Ernährung zu gewährleisten.

P. Wurnig